DES

DÉFORMATIONS PERMANENTES

DE LA MAIN

AU POINT DE VUE

DE LA SÉMÉIOLOGIE MÉDICALE

PAR

H. MEILLET,

Docteur en médecine de la Faculté de Paris,
Ancien externe des hôpitaux de Paris.

DESSINS DE M. P. RICHER

Externe des hôpitaux de Paris.

PARIS

GEORGES MASSON, ÉDITEUR

Libraire de l'Académie de médecine

PLACE DE L'ÉCOLE-DE-MÉDECINE

1874

DES DÉFORMATIONS PERMANENTES DE LA MAIN

AU POINT DE VUE

DE LA SÉMÉIOLOGIE MÉDICALE

PAR

H. MEILLET,

Docteur en médecine de la Faculté de Paris,
Ancien externe des hôpitaux de Paris.

DESSINS DE M. P. RICHER

Externe des hôpitaux de Paris.

PARIS

GEORGES MASSON, ÉDITEUR

Libraire de l'Académie de médecine

PLACE DE L'ÉCOLE-DE-MÉDECINE

1874

DES

DÉFORMATIONS PERMANENTES

DE LA MAIN

AU POINT DE VUE

DE LA SÉMÉIOLOGIE MÉDICALE.

AVANT-PROPOS.

Le travail que j'ai l'honneur de vous présenter à la fin de mes études médicales est né d'une pensée de M. Charcot.

Au mois de juillet dernier, à la fin de son cours, l'éminent professeur d'anatomie pathologique ayant agité la question du diagnostic différentiel entre les déformations de la main, produites par la paralysie agitante, le rhumatisme et la goutte, disait : Je crois, Messieurs, devoir appeler votre attention sur l'intérêt qui s'attache à ces déformations, lesquelles d'ailleurs relèvent en général de lésions anatomiques plus ou moins profondes. Nous avons en médecine légale une histoire complète et minutieuse de la main professionnelle, n'est-il pas à désirer que la pathologie proprement dite possède quelque travail spécial sur ce que j'appellerai volontiers la main médico-chirurgicale.

Beaucoup de ces déformations que détermine la maladie

sont en effet, dans l'espèce, aussi caractéristiques que celles qui, en médecine légale, permettent de résoudre certaines questions d'identité.

Des déformations médicales de la main, voilà un sujet bien digne d'être traité, sujet net, circonscrit, et d'une utilité pratique incontestable que j'offre à votre activité.

Et développant son idée, le professeur citait à l'appui de son opinion, outre les mains de la goutte et du rhumatisme articulaire chronique progressif; celle des saturnins, la griffe cubitale, la main de singe, la main dite : main du prédicateur emphatique, l'ostéomalacique et la sclérodermique.

Notre plan était tracé par ces paroles, et quand le moment fut venu de subir notre dernière épreuve scolaire, nous n'eûmes qu'à developper l'idée qui nous était si généreusement abandonnée.

Tout d'abord le champ le plus vaste s'étendait devant nous et nous étions décidé à ne rien laisser dans l'ombre de ce qui touche à la main pathologique : malformations, déformations, colorations, etc. Toute séduisante qu'elle était, cette étude exigeait de nous plus de temps que n'en mettait à notre disposition d'impérieuses nécessités.

Nous avons dû nous restreindre aux déformations acquises, convaincu du reste, en relisant les paroles du maître qui nous inspirait, en voyant les types de déformation qu'il nous proposait de décrire, que nous répondions encore à sa pensée.

Dès ce jour nous avions pris comme titre : Des déformations permanentes de la main au point de vue de la séméiologie médicale.

Ainsi envisagé, le sujet nous présentait des maladies des centres nerveux et des nerfs, des maladies générales et constitutionnelles, des maladies locales. Mais cédant aux exigences du diagnostic différentiel, nous avons quelquefois fait une excursion sur le terrain de la pathologie externe, ou élargissant notre cadre, nous avons réuni des maladies qui n'avaient plus rien de commun que la déformation de la main.

C'est ce symptôme qui nous a toujours guidé, aussi comme il est le plus souvent sous la dépendance de l'action musculaire (contraction tonique, spasmodique; atrophie, rétraction, contractures), nous avons placé en tête de notre thèse, l'étude de l'*atrophie musculaire*, dont les variétés nous ont permis de passer en revue une fois pour toutes la physiologie des mouvements musculaires. Ici nous n'avons pu échapper à l'arbitraire des divisions séméiologiques.

En effet, les déformations variées de l'atrophie musculaire appelaient, l'une (la griffe des interosseux), la griffe cubitale, que nous avons fait suivre de la main du médian, l'autre (atrophie des extenseurs), la paralysie du *nerf radial.* Une fois sur cette pente, impossible de ne pas donner asile dans cet article à la paralysie du *radial à frigore*, à la *main du saturnin*, à la déformation que produit la *rétraction de l'aponévrose palmaire;* la tétanie. termine ce premier chapitre.

Les maladies des centres nerveux nous donnent encore la main de la *lèpre* ou éléphantiasis des Grecs, celle de la *sclérodermie*, de la *contracture permanente de l'hystérie*, de la *contracture tardive des vieux hémiplégiques*, *celle de l'atrophie cérébrale*, *de la pachyméningite cervicale hypertrophique et enfin de la paralysie agitante* qui font l'objet d'un second chapitre. Dans un troisième, nous étudions les maladies générales et constitutionnelles. *Rhumatisme chronique progressif nodosité d'Héberden*, *goutte*, *ostéomalacie*, *doigts hyppocratiques.* On voit l'intérêt de la *chiromancie* médicale si l'on veut me passer cette expression, puisqu'elle permet de lire à coup sûr dans la main du malade le diagnostic de ces maladies où l'épithète de progressive, terrible dans sa simplicité, trouve si souvent son application.

Disons que nous avons été aidé dans ce travail par tous

ceux à qui nous avons eu occasion de nous adresser. M. Liouville a mis sa bibliothèque à notre disposition avec une obligeance dont nous sommes heureux de le remercier publiquement. M. Labadie-Lagrave nous a aidé de ses conseils et ceux de M. Charcot ne nous ont pas fait défaut non plus. Je dois à ce dernier des remercîments tout particuliers pour la complaisance avec laquelle il a mis à notre disposition les plâtres de sa collection, qui ont été dessinés et gravés par notre ami tout dévoué M. Paul Richer, externe distingué des hôpitaux.

Quelle infatigable complaisance n'a pas déployé cet excellent ami, pour recueillir dans les musées, dans les hôpitaux, un peu partout (nous avons pourchassé les malades jusqu'à domicile), les dessins si finis, si élégants dont il a composé les remarquables planches qui accompagnent cette étude.

Un peu d'art, disait le professeur Charcot, serait nécessaire à la thèse que je demande. On n'a qu'à jeter les yeux sur ces planches et l'on verra que depuis longtemps la médecine ne s'était trouvée à pareille fortune. Quand il le voudra Paul Richer fera renaître le temps des magnifiques gravures médicales qu'il admire aujourd'hui dans les Laurentius, les Spigels, les Bartholins. Je laisse aux connaisseurs le soin d'apprécier l'artiste.

Mais sur l'œuvre de mon ami Paul Richer, je ne puis cacher l'opinion de M. le professeur Charcot : On ferait le diagnostic sur ces dessins, s'est-il écrié en les voyant. C'était justement le mot qui pouvait faire le plus de plaisir à Paul Richer, car chez lui l'anatomiste et le médecin l'emportent encore sur l'artiste.

CHAPITRE PREMIER.

§ 1. DE L'ATROPHIE MUSCULAIRE PROGRESSIVE.

Le caprice apparent avec lequel l'atrophie musculaire progressive, frappe tel ou tel muscle, tout en épargnant son voisin, même s'il est situé dans la même zone nerveuse; bien mieux, tel faisceau d'un muscle fasciculé dont elle laissera les autres intacts, la façon irrégulière, inattendue dont se fait sa marche envahissante, en font une des maladies les plus intéressantes au point de vue qui nous occupe en ce moment.

On va en juger par ces quelques lignes que nous empruntons à l'étude si attachante de M. F. A. Aran, sur l'atrophie musculaire progressive. C'est du reste un tableau sommaire de cette maladie, qu'il était intéressant de présenter au commencement de ce chapitre : « De la faiblesse dans un seul membre d'abord, augmentant par la fatigue ou par l'action du froid, souvent accompagnée de crampes et de soubresauts dans les tendons et de petites contractions fibrillaires; bornée à l'exécution de certains mouvements, s'étendant de plus en plus dans le reste du membre, et s'exprimant le plus souvent de la même manière dans les portions homologues du membre du côté opposé, suivie d'un amaigrissement irrégulier en quelque sorte, portant plutôt sur quelques muscles que sur l'ensemble d'un membre et entraînant par conséquent des déformations très-variables comme le siége des altérations qu'elles expriment, produisant de l'affaiblissement dans l'exécution de certains mouvements, aboutissant en dernière analyse à la destruction des muscles affectés et à l'abolition complète des mouvements dont ils sont chargés (1). »

Nous trouvons dans ce rapide exposé : un amaigrissement irrégulier (atrophie), des attitudes vicieuses *très-variables* et enfin des troubles fonctionnels.

L'atrophie, déformation de surface et les diverses attitudes vicieuses seront l'objet principal de notre étude, les troubles fonctionnels ne se rattachant que très-indirectement à notre sujet, nous n'en parlerons que s'ils offrent un intérêt diagnostique important.

C'est le plus souvent par le membre supérieur, 9 fois sur les 11 cas observés par Aran, et par les muscles de la main qu'elle débute. Aussi de quelle importance n'est pas dès le début de cette maladie, aux allures lentes et insidieuses, l'examen des mains du malade, si on peut, ainsi que le dit Jaccoud dans ses cliniques, y trouver un élément décisif de diagnostic : « un individu robuste et vigoureux se présente à vous, dit-il, il paraît être dans la plénitude de la santé, il se plaint simplement de se fatiguer plus promptement que d'habitude, et d'éprouver une gêne insolite dans l'exécution de certains mouvements ; examinez alors ses mains, et si vous constatez que les muscles des éminences thénar et hypothénar ont subi une diminution de volume notable, si vous vous êtes assuré que ce changement ne peut être attribué à une influence locale, au traumatisme par exemple, ou à quelque maladie antérieure, vous pouvez affirmer que vous êtes en présence d'une maladie mortelle » (2). De plus, à la main il est certains muscles auxquels semble de préférence s'atta-

(1) F. A. Aran. Archives générales de médecine, octobre 1850.
(2) Jaccoud. Cliniques médicales de la Charité.

quer l'atrophie musculaire progressive, et malgré la bizarrerie avec laquelle cette maladie se meut ou apparaît, Aran a pu établir que les muscles les plus souvent intéressés, étaient : « ceux des éminences thénar et hypothénar, les interosseux dorsaux, mais surtout les muscles de l'éminence thénar (parmi ces derniers l'opposant est celui qui est le plus souvent atteint en dernier lieu). A l'avant-bras les muscles de la région antérieure et externe paraissent plus souvent atteints que ceux de la région postérieure. Parmi les premiers, il faut citer surtout la masse des supinateurs et des fléchisseurs; parmi les seconds : les extenseurs, le cubital postérieur ; mais plus particulièrement les muscles long abducteur et long extenseur du pouce ».

En face du nombre d'attitudes vicieuses que donne aux phalanges et à la main l'atrophie musculaire progressive, nous avions pensé tout d'abord à établir deux types différents, type d'extension, type de flexion ; ainsi que l'a fait si heureusement M. le professeur Charcot pour le rhumatisme chronique, comme on le verra dans cette thèse. Mais nous avons cru plus utile et plus intéressant de suivre, dans la description des déformations de la main l'ordre de fréquence des atrophies qui les causent, sauf à revenir sur quelques cas particuliers qui ne trouvent point leur place dans ce cadre.

Comme c'est aussi l'ordre que suit la maladie dans son œuvre de destruction, et qu'ainsi chez le même malade à mesure qu'il se produit une atrophie nouvelle, une nouvelle déformation se produit aussi; nous pourrons de la sorte montrer ce caractère de *mutabilité*, qui n'est pas des moins curieux, ni des moins importants pour le diagnostic, et sur lequel Jaccoud a attiré l'attention.

Un mot pour éviter les redites sur les déformations de surface. Un des premiers symptômes qui frappe le malade, est ce qu'il appelle l'amaigrissement. Mais ce n'est point là de l'émaciation ordinaire, il n'y a point d'uniformité dans l'affaissement des masses musculaires, l'amaigrissement est partiel, comme l'atrophie qui se cache ici sous ce nom et un seul espace interosseux, le premier, par exemple, peut se creuser au point qu'il ne reste plus qu'une mince couche de tissu représentant le reste des muscles premier interosseux dorsal et premier intérosseux palmaire, et les autres espaces n'offrir rien de semblable.

Au toucher, ces muscles ne donnent plus la sensation de résistance et d'élasticité normale, on y « reconnaît au contraire, une mollesse, une flaccidité extraordinaire au point de donner lieu à une sensation de fausse fluctuation. » (J. Simon).

Au dernier terme de l'atrophie musculaire progressive, les éminences thénar et hypothénar ont disparu. Les courbes gracieuses qui bordent la main ont fait place à une courbe en sens inverse tracée sous la peau par les bords concaves des métacarpiens.

Au siècle dernier Van Svietten, avait vu la déformation de surface que produit à la main l'atrophie musculaire ; comme nous l'apprennent ces mots, qui, bien qu'ils soient placés dans un chapitre relatif à la paralysie plombique, ne laissent aucun doute sur la nature du phénomène morbide observé par le célèbre commentateur de Boerhaave : « Crebram occasionem habui hunc morbum videndi et tractandi et summa commiseratione vidi : Torosam illam carnem musculosam, quæ primæ phalangi pollices in parte manum spectanti apponitur, et pollicem magno vi, dum agit, versus manus palmam adducit, adeo emascuisse, ut in vestigium ejus ferè superesse videretur, et miseri illi nullam vim manubus exercere potuerint ». Citation empruntée à Aran.

La peau solidement fixée aux aponévroses ne peut s'accommoder à l'affaissement du muscle et forme des plis et des dépressions, tandis qu'à la face dorsale des sillons profonds sont creusés entre les espaces métacarpiens et que partout la peau véritablement collée aux os laisse deviner les têtes des métacarpiens, les deux grosses extrémités du premier, leurs faces excavées, leurs arètes saillantes et les tendons des longs muscles de l'avant-bras.

Il est encore une déformation de surface qui, je crois, n'a jamais été signalée, et qui du reste n'est pas spéciale à l'atrophie musculaire progressive, car on l'a trouvée surtout jusqu'ici dans la paralysie saturnine, et les chutes du poignet résultant des paralysies des radiaux, je veux parler du gonflement du dos de la main. Qu'on ne se méprenne pas sur notre pensée. Nous n'avons nullement l'idée de décrire cette tumeur dorsale de la main comme un symptôme d'atrophie musculaire. Nous exposons aux articles : paralysie traumatique du nerf radial et paralysie saturnine, les théories nouvelles de M. Nicaise sur ce gonflement du dos de la main, survenant après ces paralysies ; et, comme M. Gubler en a cité un cas chez un sujet non saturnin, dans le cas d'une hémiplégie de cause cérébrale, il nous a paru intéressant de porter ce nouveau fait à la connaissance du public. Voici dans quelles circonstances nous avons rencontré ce gonflement :

Le malade (Chamboillat, Jean), 33 ans, né à Plozat (Puy-de-Dôme), qui fait le sujet de cette observation, est encore aujourd'hui à l'Hôtel-Dieu, service de M. Moissenet, salle Sainte-Jeanne, nº 58. Atteint depuis deux ans d'atrophie musculaire progressive. La maladie a débuté par la jambe droite, puis la gauche. Aujourd'hui le malade ne peut marcher qu'en s'appuyant au lit de son voisin. La maladie justifie son nom, elle progresse; a gagné l'épaule droite.

S'aperçut il y a six mois, que, de la main droite, il n'était plus aussi fort qu'auparavant. Aujourd'hui cette main est gravement atteinte.

Je l'engage à l'étendre, il ne peut y parvenir. Le métacarpe tombe à angle obtus. Le pouce est dans l'abduction; sa deuxième phalange dans l'extension.

L'index et le petit doigt, seuls, se relèvent encore un peu vers les métacarpiens fléchis, et entre les deux branches de cette sorte de fourche tombent le médius et l'annulaire. L'extenseur commun des doigts a donc plus souffert de l'atrophie que les extenseurs propres du petit doigt et de l'index.

Du reste, l'atrophie de la main est considérable. Une excavation très-accusée, se voit à la place du premier interosseux dorsal. L'éminence thénar paraît en grande partie atrophiée ; l'hypothénar plus émacié encore est couvert d'une peau flasque. Le petit doigt a perdu ses mouvements d'opposition et d'adduction.

L'excavation de la paume de la main, les sillons dorso inter-métacarpiens accusent l'atrophie des interosseux. Le malade écarte ses doigts en les étendant inégalement ; utilisant ainsi ce qui lui reste d'extension.

Mais ce qui chez ce malade a le plus attiré notre attention, c'est un gonflement œdémateux situé au niveau de l'apophyse du troisième métacarpien. Ce gonflement est plus étendu en longueur qu'en largeur, 4 centimètres sur 3. En malaxant cette sorte de tumeur, on la sent pâteuse. On perçoit nettement l'apophyse du troisième métacarpien, et, sous le doigt, glissent les tendons des extenseurs qui paraissent hypertrophiés. On peut en la pressant, en la circoncrivant entre ses doigts, l'entraîner un peu à gauche ou à droite. L'atrophie permet de voir alors sur la face dorsale de la main, les tendons des extenseurs suivre ces mouvements.

Evidemment, la gaîne des extenseurs est le siége de la lésion. Cette tumeur n'est point douloureuse, pas même à l'exploration que nous venons de faire ; aujourd'hui, ajoute le malade, car il est des jours ou gonflée, rouge, elle devient plus sensible.

Ce gonflement aurait paru, d'après le malade, deux mois après que sa main eût commencé à maigrir.

La main gauche est malade depuis quatre mois seulement. Le pouce a perdu son mouvement d'opposition véritable, le malade oppose son côté interne au côté externe de l'index. Les interosseux sont pris aussi. Mais les extenseurs sont moins profondément atteints qu'à l'autre main. Si on dit au malade d'étendre la main, il étend son métacarpien un peu au-dessus de l'horizontale à condition qu'il ait les doigts fléchis; s'il vient à les étendre, le métacarpe tombe au-dessous de la même ligne. Là encore gonflement du dos de la main, même siége, même symptôme qu'à l'autre main. Le malade l'a vu se produire depuis qu'il est à l'hôpital (deux mois). Il ajoute que la main droite n'était pas plus malade que la main gauche l'est actuellement quand il s'aperçut que le dos de cette main se gonflait.

Cette atrophie musculaire qui se trahit à la vue par une dépression là où l'on doit rencontrer un relief est la cause unique des positions anormales que prennent les doigts ou la main.

Rupture de l'équilibre entre les forces toniques des muscles antagonistes, là est toute la genèse de ces attitudes vicieuses. En effet, l'attitude normale des doigts et de la main, n'étant que le résultat de l'équilibre des forces toniques des muscles antagonistes, un muscle vient-il à s'atrophier ; immédiatement, la force tonique de son antagoniste prédomine et produit pendant le repos musculaire une attitude anormale.

J'ai dit à dessein pendant le repos musculaire, car il y a là un élément de diagnostic différentiel. Le malade peut redresser ses doigts ou sa main, il le peut plus ou moins, selon qu'il lui reste plus ou moins de fibres musculaires saines. Mais tant que l'atrophie ne sera pas trop avancée, quand il le voudra, et cela sans douleur, il produira en sens contraire de la déformation, un mouvement d'autant plus étendu que son muscle sera moins malade, car l'impuissance motrice ne précède pas, mais suit l'atrophie dont elle est la conséquence.

Le médecin aussi peut rendre à la main son attitude normale et cela sans éprouver de résistance, sans provoquer de sensation de douleur, et c'est là un caractère qui sépare nettement les déformations produites par l'atrophie musculaire progressive de toutes celles qui sont le résultat de la contracture. M. Duchenne (de Boulogne) qui découvrit l'atrophie musculaire progressive, donna le premier dans son très-remarquable traité de la physiologie des mouvements, une explication satisfaisante des attitudes vicieuses résultant de cette maladie. Inutile de dire que nous le suivrons pas à pas.

On sait que dans son attitude normale, le pouce placé en dehors de l'index, est constamment dans une demi-opposition, sa face palmaire étant tournée en dedans, tandis que celle des autres doigts regarde toujours en avant ; ses phalanges sont dans une légère flexion.

Par suite de l'atrophie des muscles de l'éminence thénar,

cette attitude change, on voit peu à peu le premier métacarpien entraînant le pouce se rapprocher du second métacarpien, se placer pendant le repos musculaire sur un plan plus postérieur qu'à l'état normal; tendre à se mettre sur le même plan que le second métacarpien, il y arrive quand l'atrophie des muscles de cette éminence étant complète, elle est tout à fait aplatie et quelquefois même son extrémité inférieure est située en arrière de ce métacarpien, de plus «le pouce exécute un mouvement de rotation sur son axe longitudinal en sens inverse du mouvement de rotation qui lui est imprimé par les muscles fixés au côté externe de la première phalange du pouce. Il en résulte que sa face antérieure regarde directement en avant à la manière des doigts. Duchenne (de Boulogne).»

Ainsi les muscles de l'éminence thénar ayant disparu, le pouce est venu se ranger à côté du second métacarpien sur le même plan que lui et le malade ayant perdu la faculté de l'opposer aux autres doigts, ce n'est plus un pouce, mais un cinquième doigt et comme eux, sa face palmaire regarde directement en avant et sa face dorsale en arrière.

Telle est l'attitude ordinaire du pouce du singe.

Le singe jouit des mouvements d'opposition volontaire, mais pendant le repos musculaire, la prédominance tonique *normale* de son long extenseur du pouce aplatit sa main ainsi toujours prête à se poser à plat sur le sol sans effort et sans fatigue.

Chez l'homme sain, pendant le repos musculaire, le pouce est naturellement dans une demi-opposition et la fatigue l'empêcherait rapidement de le maintenir dans l'attitude où nous le trouvons chez le singe. Mais chez l'atrophique l'attitude est la même, et dépend de la même cause (prédominance du long extenseur du pouce sur les muscles de l'éminence thénar atrophiés), aussi a-t-on désigné cette déformation de la main sous le nom de main de singe.

Duchenne a établi que le long extenseur du pouce produisait par sa contraction deux mouvements simultanés : un mouvement d'extension des deux phalanges sur le premier métacarpien, et un *mouvement oblique en dedans et en arrière*, de ce dernier os et des deux phalanges étendues. C'est toujours, en effet, dans le sens de cette action que nous voyons après l'atrophie des adducteurs et des opposants, le long extenseur entraîner le premier métacarpien, c'est-à-dire le rapprocher du second métacarpien en même temps qu'il en produit l'extension. Et cette prédominance, se manifeste encore alors même que ce muscle se contracte concurremment avec les abducteurs du premier métacarpien.

L'atrophie gagnant l'hypothénar, cette éminence s'affaisse et la peau qui la recouvre se ride ainsi que nous l'avons dit plus haut, le petit doigt perd peu à peu ses mouvements de flexion, adduction, et opposition ; mais de plus, il suit les autres doigts dans l'attitude où va les placer l'atrophie des intérosseux. Au reste, M. Duchenne (de Boulogne), a découvert que l'adducteur et le court fléchisseur du petit doigt agissent sur les phalanges à la manière des interosseux, c'est-à-dire qu'ils fléchissent les premières phalanges pendant qu'ils étendent les deux dernières.

L'atrophie gagnant les interosseux et les lombricaux ; les fléchisseurs sublime et profond, les extenseurs propres et commun restant intacts ; voilà ce qui va se passer :

On verra pendant le repos musculaire la première phalange s'étendre sur les métacarpiens, leur devenir parallèle, et les deux dernières phalanges au contraire, se fléchir la deuxième sur la première et la troisième sur la seconde (Voyez pl. I, fig. 2).

Main de la nommée Vict. Berth., âgée de 30 ans, service de M. Dumont-Pallier, Saint-Antoine. Une très-jolie griffe commençante des intérosseux, les muscles de l'éminence thénar atrophiés laissent en relief les extrémités du premier métacarpien, dont le bord externe concave apparaît sous la peau; le pouce, la face palmaire en avant se couche à côté de l'index, le sillon qui remplace le premier espace interosseux fait paraître plus profond le premier pli interdigital. Un sillon se voit sur la face dorsale de la main indiquant la disparition des interosseux, aussi les premières phalanges commencent-elles à se renverser en arrière, tandis que les deux dernières s'inclinent en avant. C'est une main féminine, elle est un peu grasse, d'où une certaine mollesse qui voile un peu le caractère de déformation de surface.

C'est là ce que l'on a appelé la griffe des interosseux.

A mesure que les interosseux et les lombricaux disparaîtront, on verra se creuser les espaces inter-métacarpiens et l'extension de la première phalange s'accentuant toujours davantage, passer à l'extension forcée; et la flexion des deux dernières phalanges augmenter en même temps.

Enfin, l'on pourra trouver des cas ou la première phalange sera subluxée en arrière des métacarpiens dont les têtes feront saillie dans la paume de la main, tandis que la deuxième subluxée en avant de la première, sera remontée jusqu'à la partie moyenne de la face antérieure.

Grâce aux beaux travaux de M. Duchenne (de Boulogne), la genèse d'une si curieuse déformation est aujourd'hui bien connue. Il a pu établir en effet que:

Les fléchisseurs réels des deux premières phalanges sont les intérosseux et les lombricaux;

Les extenseurs réels des deux dernières phalanges sont les intérosseux et les lombricaux;

L'action des extenseurs commun et propres porte surtout sur les premières phalanges;

L'action des fléchisseurs sublime et profond ne porte réellement que sur les deux dernières.

L'étrange attitude prise par les phalanges dans l'atrophie des intérosseux et lombricaux est maintenant facile à expliquer. En effet, si à l'état de repos les phalanges des doigts sont très-légèrement fléchies les unes sur les autres et sur les métacarpiens, cette attitude n'est que le résultat de l'équilibre existant entre les forces toniques des muscles chargés de maintenir ces phalanges dans l'extension ou dans la flexion. Or, ces muscles sont, pour les premières phalanges, d'une part les extenseurs qui agissent sur elles avec une grande puissance, et leurs antagonistes, les intérosseux et lombricaux, véritables fléchisseurs de ces mêmes phalanges. D'une autre part, nous trouvons encore les intérosseux et lombricaux extenseurs réels des deux dernières phalanges devenant ici les antagonistes des fléchisseurs profond et sublime.

L'atrophie, supprimant de part et d'autre les intérosseux, la contraction tonique des extenseurs et des fléchisseurs n'étant plus contrebalancée, produira, on le comprend facilement, cette griffe si étrange au premier abord.

Quelques considérations maintenant sur les troubles fonctionnels de cette main, dite griffe des intérosseux. Ils offrent assez d'intérêt pour que nous puissions nous y arrêter un instant.

Prenons une griffe où la lésion des intérosseux et lombicaux n'est ni très-ancienne ni très-avancée, où l'on n'observe pas ces subluxations des très-vieilles atrophies qui se produisent du reste plus souvent dans l'atrophie dépendant de la section d'un nerf, que dans l'atrophie musculaire progressive, car ici l'atrophie envahissant l'avant-bras, la griffe fera place à une autre déformation, et la contraction des muscles n'aura pas été assez longue pour produire les subluxations dont nous avons parlé plus haut.

Si le malade veut fermer la main, ses deux dernières phalanges se fléchissent avec force, mais les premières s'inclinent à peine sur le métacarpe; il serre mollement et du bout des doigts. Il a cependant un moyen d'augmenter la force de sa préhension, et l'emploie au reste d'une façon inconsciente. C'est de mettre en jeu ses extenseurs, le métacarpe se renverse, la première phalange s'étend sur le métacarpe, mais au lieu de s'étendre, les deux dernières phalanges se fléchissent au contraire avec force. On s'explique cette action des fléchisseurs pendant l'extension du poignet et de la première phalange. Ils ont été placés dans une plus grande élongation, leur contraction en est devenue plus puissante.

C'est là, dit Duchenne, un exemple de ces admirables combinaisons musculaires synergiques, qui, auxiliaires précieux, viennent augmenter la puissance de certains muscles, dès qu'ils ont à déployer une grande force ou qu'ils sont affaiblis. Les intérosseux et lombricaux étant atrophiés, l'abduction et l'adduction des doigts devraient être perdues. (Suivant M. Duchenne, le lombrical de l'index est seul abducteur, mais à un degré très-faible). Ces mouvements ne sont cependant pas complètement abolis et voici à cet égard ce qu'a pu établir M. Duchenne.

Malgré le défaut d'action des interosseux de l'index, la première phalange de ce doigt peut encore exécuter des mouvements latéraux, en même temps qu'*elle s'étend.*

Le médius et l'annulaire peuvent encore s'écarter un peu l'un de l'autre, pendant l'extension de la première phalange, et le petit doigt peut encore être porté assez fortement dans l'adduction, mais ce doigt et surtout les deux derniers ne peuvent être rapprochés l'un de l'autre:

En effet, tous ses mouvements existent, à un faible degré il est vrai, et pour en avoir l'explication il faut se rappeler que les extenseurs, communs et propres, produisent à un faible degré l'écartement des doigts en même temps que l'extension des premières phalanges. Voici la part de chacun de ces muscles dans les mouvements de latéralité dont nous parlons : l'extenseur commun, par ses différents faisceaux, écarte toujours le doigt, du médius, sur lequel il n'a aucune action de latéralité. Pour les extenseurs propres, celui de l'index le rapproche du médius, et celui du petit doigt le porte dans l'abduction plus encore que le faisceau qui lui vient de l'extenseur commun.

Un mot encore, bien que je sorte un peu de mon sujet, mais j'aperçois un signe diagnostique que je ne veux pas négliger. Les extenseurs, commun et propres, venons nous de dire, en même temps qu'ils étendent les premières phalanges écartent les doigts. Supposons que l'on veuille étendre les doigts, la contraction des extenseurs va tendre à produire ces deux effets. D'un autre côté, pour étendre les doigts, il faut que les intérosseux entrent en jeu pour agir dans le sens de l'extension sur les deux dernières phalanges. Mais ces derniers muscles ne peuvent agir ainsi sur les deux dernières phalanges,sans fléchir les premières avec énergie. Voici déjà un antagonisme. Alors si les doigts étant étendus on veut les rapprocher, les intérosseux auront à lutter, et contre le mouvement d'extension de la première phalange et d'écartement des doigts produits par les extenseurs ; et ne pourront y parvenir, dès que l'atrophie les aura atteints ; d'où ce signe diagnostique donné par Duchenne : l'impossibilité de rapprocher les doigts étendus caractérise le premier degré de l'impuissance des interosseux.

Mais les fléchisseurs s'atrophient à leur tour. Ici, nous aurons deux cas à considérer, ou bien les intérosseux et lombricaux sont détruits, ou bien ils existent encore.

Dans le premier cas, les intérosseux, les fléchisseurs des doigts et de la main étant atrophiés, on va voir apparaître le type d'extension. Les premières phalanges surtout se placent dans l'extension droite ou forcée, les deux dernières phalanges les suivent jusqu'à l'extension droite, mais on les verrait s'incliner si, portant le métacarpe dans l'extension forcée, on plaçait ainsi dans l'élongation les tendons des fléchisseurs atrophiés.

Au repos, nulle attitude spéciale ne caractérise l'atrophie des fléchisseurs de la main.

Sans doute le poids de la main qui est habituellement

en pronation, suffit pour faire équilibre à la force tonique des extenseurs, dont elle prévient ainsi la rétraction consécutive (Duchenne).

Dans le second cas, les fléchisseurs sublime et profond sont atrophiés, les interosseux ne l'étant pas, nous allons voir apparaître une attitude spéciale et très-caractéristique des phalanges. Rien dans ce cas ne modère plus l'action des intérosseux sur les deux dernières phalanges. Aussi les étendent-ils sur les premières et peuvent-ils les renverser jusqu'à la luxation en avant de l'extrémité supérieure de ces phalanges. Ici, une variété se présente : un seul fléchisseur peut être atteint par l'atrophie et l'on comprendra facilement que si c'est le fléchisseur profond, la troisième phalange seule se renversera sur la seconde, et que si c'est le fléchisseur sublime, on verra la deuxième phalange se renverser seule sur la première; la troisième étant maintenue dans la flexion par la force tonique du fléchisseur profond; très-curieuse attitude des phalanges que nous retrouverons dans le rhumatisme chronique progressif et la paralysie agitante.

L'attitude vicieuse, provenant de l'atrophie des extenseurs de la main et des doigts, est la plus connue; on la retrouvera dans la paralysie saturnine et les lésions du nerf radial : la main tombe; les fléchisseurs devenus prépondérants entraînent la main et les doigts dans une flexion plus ou moins complète. Mais ici, comme pour les fléchisseurs, deux cas intéressants se présentent suivant que les interosseux sont conservés ou intéressés.

Dans le premier cas, la main est dans la flexion. Pour les phalanges, les intérosseux fléchissent les premières. Mais, comme ils sont les extenseurs réels des deux dernières phalanges, ils contrebalancent ici l'action du fléchisseur profond et sublime, et la phalangette et la phalangine sont dans l'extension droite sur la première phalange fléchie.

Dans le cas où les intérosseux sont intéressés, la flexion

existe dans toutes les articulations du poignet et des doigts. A propos des extenseurs de la main, je ne puis laisser de côté une attitude de la main qui s'observe à la suite de l'atrophie des radiaux ou du cubital postérieur.

Consécutivement à l'atrophie du premier radial, la main est entraînée vers le cubitus par la force tonique prédominante du muscle adducteur. Si en outre le second radial est lésé, ce mouvement pathologique de la main est encore plus prononcé. A la longue, cette attitude pathologique déforme les surfaces articulaires, dans le sens de la déviation de la main; certains ligaments se raccourcissent, les muscles adducteurs se rétractent et s'opposent au redressement de la main.

Il en résulte une gêne considérable dans l'usage de la main, qui en restant toujours inclinée sur le cubitus, sert difficilement la partie antérieure de la tête et du tronc.

Une déformation analogue s'observe dans une direction opposée, à la suite de la paralysie ou de l'atrophie du cubital postérieur, mais les troubles fonctionnels occasionnés alors par l'attitude d'adduction de la main sont fort peu considérables. Duchenne (de Boulogne).

Enfin, quand l'atrophie a tout détruit, fléchisseurs et antagonistes, etc., c'est alors qu'on voit cette main que nous avons décrite en commençant, desséchée, creusée de sillons interosseux, sans relief, sans élasticité musculaire, et oscillant indifféremment, dans la flexion et dans l'extension, selon les hasards du mouvement et la position du bras. Nous donnons (pl. I, fig. 1), le dessin d'une main dite main de singe, main aplatie, où le pouce qui a perdu son mouvement d'opposition placé à côté du second métacarpien, n'est plus qu'un cinquième doigt; tandis que la perte des saillies de l'éminence thénar et hypothénar, la fait paraître démesurément allongée.

Sans doute, nous n'avons donné ici qu'une description générale, mais à l'aide de laquelle on pourra, nous le pensons, se guider sûrement dans l'étude des attitudes produites par l'atrophie musculaire progressive.

Nous n'avons pas à entrer dans l'étude des autres symptômes de l'atrophie musculaire progressive. Nous croyons avoir appelé l'attention sur ceux qui trahissent cette maladie à l'inspection de la main. La paralysie dépendant de la lésion d'un nerf offre une localisation toute physiologique, sur laquelle nous appellerons bientôt l'attention. La contractilité électrique est abolie. Les paralysies saturnines ont un siége de prédilection, elles frappent principalement les extenseurs des poignets. La contractilité électrique y est également abolie.

Dans la paralysie rhumatismale, la contractilité électrique existe encore, il en est de même dans la paralysie hystérique, avec cette différence, que la malade ne sent pas le courant. Les douleurs articulaires, le gonflement, les ostéo - phytes, les nodosités des petites articulations et les raideurs articulaires la distingueront du rhumatisme articulaire chronique. Pour la lèpre les contractures qui marchent de front avec l'atrophie, l'existence d'une névrite avec hyperesthésie suivie d'anesthésie, l'état de la peau, etc., ne permettront pas de les confondre.

Dans les paralysies motrices résultant d'une lésion du cerveau, de la moelle ou des nerfs périphériques, l'impuissance motrice précède l'atrophie. Sa spontanéité et son caractère progressif, écartent les atrophies secondaires, qui succèdent aux pyrexies, aux névralgies, aux douleurs rhumatismales rebelles.

Nous avons déjà fait remarquer que le malade n'est pas paralysé ; tant qu'il lui reste assez de fibres musculaires pour soulever ses membres, il les meut. La contractilité électrique n'est point abolie, et pendant toute la maladie trahit ses progrès. Si elle paraît diminuer, c'est seulement que les fibres musculaires disparaissant les unes après les autres, il arrive un moment où ce qui reste de fibres ne peut plus soulever le membre. L'exploration électrique nous permet ainsi de suivre pas à pas les progrès de la maladie.

« Dans tous les points où le muscle existera, la contraction se produira comme à l'état normal. Si le muscle est déjà atteint d'atrophie et de transformation graisseuse, le galvanisme pourra encore indiquer ce qu'il reste de fibres indemnes ; on assistera par ce procédé d'exploration à un spectacle vraiment intéressant et pénible tout à la fois : on verra disparaître jour par jour les fibres musculaires, et ainsi l'on évaluera par cette dissection électrique la durée probable de l'existence des malheureux atteints de cette terrible affection. Chaque fois que dans l'atrophie musculaire progressive, l'électricité devient impuissante à réveiller la contraction musculaire, vous pouvez dire que le muscle est graisseux, qu'il est mort. Si, par hasard, quelques contractions se produisent dans tel ou tel point de la masse musculaire, vous êtes en droit d'affirmer qu'il vit encore dans ces parties contractiles, à peu près comme on peut apprécier le degré de vitalité des plantes par la simple inspection des ramifications qui s'étiolent et meurent dans certaines conditions climatériques et telluriques. La branche mourante c'est la fibre musculaire, c'est elle qui permet d'affirmer que le tronc ne pourra longtemps résister à cette destruction progressive » (Simon).

En commençant, nous avons accusé l'irrégularité avec laquelle procède l'atrophie, et l'on ne sera pas étonné de voir les muscles de l'avant-bras pris les premiers; alors le pouce par exemple, se trouvera dans une constante opposition.

Il est clair aussi que les déformations peuvent n'être que partielles, ainsi la griffe des interosseux peut n'intéresser que l'annulaire et le petit doigt comme dans la griffe dite : griffe cubitale, ce qui nous entraîne à en faire le diagnostic différentiel, auquel nous joindrons la description de la main résultant de la section du nerf médian; pour celle qui est produite par la section du nerf radial, nous la rapprocherons de la paralysie saturnine avec laquelle elle offre le plus d'analogie.

Inutile d'ajouter, que toutes ces déformations, étant la conséquence de l'atrophie musculaire, partout où ce symptôme se retrouvera, l'on verra ces déformations se produire: dans la maladie que Duchenne nomme paralysie spinale antérieure aiguë de l'adulte; dans le cours de l'ataxie locomotrice progressive, quand les cornes antérieures seront prises, etc.., nous ne pouvons entrer dans le diagnostic différentiel de ces maladies, la main n'apportant plus ici d'éléments suffisants.

§ 2. SECTION DU NERF CUBITAL — DÉFORMATION DE LA MAIN.

Voici, d'après Cruveilhier, les rameaux musculaires que fournit le nerf cubital à l'avant bras : les rameaux du *cubital antérieur*, le rameau du fléchisseur profond des doigts. Ce rameau est exclusivement destiné aux deux *divisions internes* du fléchisseur profond, les deux divisions externes recevant leurs filets du médian.

A la main, la branche palmaire superficielle fournit dès son origine, un rameau musculaire qui passe sous le *court fléchisseur* du petit doigt, et se ramifie dans ce muscle, et dans le palmaire cutané. De la convexité de l'arcade formée dans la paume de la main par la branche palmaire profonde partent :

1° Trois rameaux pour les trois muscles de l'éminence hypothénar savoir : l'*adducteur*, le *fléchisseur*, et l'*opposant*.

2° Deux filets descendants pour les deux derniers interosseux palmaires, et qui vont se terminer aux *deux lombricaux* les plus internes. (Les deux lombricaux externes, et quelquefois le troisième lombrical, recoivent leurs nerfs du médian).

3° Trois rameaux perforants, qui se portent d'avant en arrière, entre les extrémités supérieures des métarcarpiens, fournissent des rameaux aux muscles *intérosseux* palmaires, marchent dans la ligne celluleuse, qui sépare le muscle interosseux dorsal de l'interosseux palmaire, et fournissent à l'*interosseux* dorsal correspondant.

Enfin, deux rameaux qui sont destinés aux deux portions du *court adducteur* du pouce. On sait que Cruveilhier considère comme appartenant à l'adducteur du pouce, toute la portion du court fléchisseur des auteurs qui est en dedans du tendon du long fléchisseur propre du pouce, ou en d'autres termes, toute la portion qui s'attache à *l'os sésamoïde interne* de l'articulation métacarpo-phalangienne.

Le rameau du premier interosseux dorsal, lequel fournit à l'adducteur du pouce, un filet qui pénètre dans ce muscle près de son bord inférieur.

Je croirais être incomplet, si je n'ajoutais que le cubital fournit encore deux rameaux dorsaux, divisions de la branche dite dorsale cutanée de la main. Le premier, le rameau dorsal interne, donne le collatéral dorsal interne du petit doigt, tandis, que le second : rameau dorsal externe, après avoir envoyé un filet s'anastomoser avec une branche du radial, sur la partie inférieure du second espace interosseux, se porte verticalement en bas le long du quatrième espace interosseux, et se divise en deux rameaux secondaires, qui se subdivisent encore pour aller constituer les collatéraux dorsaux savoir : l'un, le collatéral dorsal externe du petit doigt, et le collatéral dorsal interne de l'annulaire; l'autre le collatéral dorsal externe de l'annulaire, et le collatéral dorsal interne du médius. Quant aux collatéraux palmaires, ils viennent de la branche palmaire superficielle, qui envoie un filet anastomotique au médian, et donne deux rameaux, l'un interne qui va former le collatéral palmaire interne du petit doigt, et l'autre externe, qui envoie un petit filet anastomotique au nerf médian, et se bifurque pour aller constituer le collatéral palmaire externe du petit doigt, et le collatéral palmaire interne de l'annulaire.

Ces détails anatomiques si arides, sont ici de la plus grande utilité, car c'est leur connaissance exacte, qui va nous permettre d'expliquer toutes les déformations de la main, qui vont se produire après la division de chacun des nerfs de l'avant-bras.

Ici, plus rien d'irrégulier, de capricieux dans le choix des muscles que va frapper l'atrophie, tout est prévu, tout est même exigé par la distribution géographique, si je puis ainsi parler, des rameaux nerveux dont le tronc est lésé.

Sans vouloir faire l'histoire complète des paralysies succèdant à des lésions des nerfs périphériques, (car nous avons surtout en vue, le symptôme déformation); nous rappellerons, que toute lésion traumatique d'un nerf mixte, occasionne un trouble, plus ou moins grave, dans l'état des mouvements volontaires de la sensibilité, de la nutrition des muscles qui sont sous sa dépendance, et enfin de la calorification et de la sensibilité de toutes les parties qu'il innerve.

Ajoutons ce symptôme, auquel nous donnons la plus grande importance: si la lésion du nerf en a intéressé toutes les fibres, ces muscles perdront leur contractilité, et leur sensibilité électrique, en l'absence de la régénération du nerf. Ces propriétés ne peuvent même plus être réveillées et mises en jeu par l'application des électrodes sur la peau nue, et mouillée. Donc un cas de section complète d'un nerf à l'avant bras, les muscles innervés vont perdre, *et tous perdre* à un degré égal, leur contractilité électrique(1). Rapprochons de cette proposition la suivante, et nous aurons les éléments importants du diagnostic. Dans le même cas, l'atrophie, portera *seulement et exclusivement*, sur les muscles auxquels se distribue le nerf lésé. On voit donc que l'atrophie sera localisée, circonscrite dans un département nerveux, et la connaissance des détails anatomiques que nous venons de donner, celle de la physiologie des mouvements

(1) Faradisation.

de chaque muscle, sur laquelle nous avons insisté à propos de l'atrophie musculaire progressive, nous permettront de comprendre le mécanisme de chaque déformation, de remonter de l'étude de la déformation à la connaissance du nerf lésé, et enfin de discerner, au premier-coup d'œil, à quelle cause l'atrophie musculaire peut être rapportée. Prenons chaque cas particulier.

Commençons par décrire, la déformation de surfaces due à l'atrophie musculaire :

La déformation due à l'atrophie, se caractérise par: 1° Une dépression au niveau de la région hypothénar, résultant de l'atrophie des muscles de cette région. 2° Une autre à la région thénar, causée par l'atrophie de l'adducteur. Ces deux dépressions, sont séparées par un relief, dû au passage des tendons fléchisseurs, et des lombricaux restés intacts. Le bord de la région hypothénar offre un méplat, au lieu de la saillie doucement arrondie de l'adducteur du petit doigt. La région du cubital antérieur à l'avant bras est légèrement aplatie.

La dépression du creux de la main, résultant de l'atrophie des interosseux, est ce qu'il y a de plus caractéristique dans cette déformation. Nous empruntons cette description à M. Letiévant (1), on voit que l'atrophie ne sort pas de la zone innervée par le cubital.

Quant à la déformation générale de la main, et des doigts, on l'a désignée sous le nom, de griffe cubitale.

Elle est surtout très apparente, quand la main est dans l'extension, le métacarpe est un peu renversé en arrière, les quatre premières phalanges sont aussi entraînées dans l'extension, tandis que les deuxièmes et troisièmes phalanges des *deux derniers doigts* seulement, sont fléchies passivement, on doit comprendre pourquoi. Nous nous sommes assez longuement étendu sur le mécanisme de ces vicieu-

(1) Lyon médical, 1869, t. III.

ses attitudes, à propos de l'atrophie musculaire progressive, pour n'y pas revenir à chaque instant. On en trouvera du reste l'explication, dans l'observation que nous rapportons plus loin. La flexion de ces phalanges, peut aller jusqu'à amener la pulpe des extrémités digitales, en contact avec la paume de la main, de même que le renversement en arrière des premières phalanges, fait saillir en avant la tête des métacarpiens, et Duchenne a même vu dans un cas, une semi-luxation métacarpo-phalangienne en avant.

Quant aux deuxièmes et troisièmes phalanges des deux premiers doigts, elles sont inclinées en avant. Cependant, ces doigts restent presque droits, et leur attitude malgré cette tendance à la flexion, fait un contraste frappant avec la flexion si prononcée, que l'on voit aux deux phalanges extrêmes des deux derniers doigts. C'est la caractéristique de la griffe cubitale.

Sur les deux derniers doigts seuls, dit M. Letiévant, se traduit fidèlement la paralysie des intérosseux dont le rôle, est comme l'on sait, de fléchir la première phalange, en redressant les deux autres, d'où vient que la même flexion ne s'observe pas dans l'index et le médius.

« Ici dit-il, les deux premiers lombricaux suppléent les premiers interosseux. Ces lombricaux, prennent un point d'appui *fixe*, sur les tendons des deux faisceaux externes non paralysés du fléchisseur profond ; ils agissent sur l'aponévrose commune à eux, et aux interosseux (aponévrose de Duchenne), et fléchissent la première phalange du médius et de l'index, en même temps qu'ils redressent les deux dernières. Cet effet, est sans doute moins complet que lorsqu'il est produit par ses agents naturels ; mais enfin, il existe. Pour l'annulaire et le petit doigt, il ne pouvait en être ainsi. Les deux derniers lombricaux, prennent un point d'appui sur les tendons, des deux faisceaux internes du fléchisseur profond. Ces deux faisceaux sont paralysés. C'est donc un point d'appui mobile que fournissent ces tendons.

Ce manque de fixité dans leur insertion, ne permet pas aux lombricaux de fléchir la première phalange de l'annulaire, et du petit doigt, ni de redresser les deux dernières.

Ce défaut de suppléance des deux derniers interosseux, par les deux derniers lombricaux, laisse l'annulaire et le petit doigt livrés à l'influence de la tonicité musculaire des extenseur commun et fléchisseur superficiel ; d'où résulte l'aspect de griffe si marqué, que présente cette région de la main. »

Il nous semble plus simple, surtout plus exact au point de vue anatomique, de dire que si les deux derniers lombricaux ne suppléent point les interosseux, c'est parce que ces deux muscles, innervés par le cubital, sont parfaitement paralysés.

C'est cette paralysie des lombricaux, qui permet en effet à l'extenseur commun, de renverser la première phalange, et de placer ainsi dans l'élongation le fléchisseur profond, d'où commencement de flexion de la troisième phalange ; flexion qu'augmente encore, la tonicité musculaire du fléchisseur superficiel resté intact. Quant aux deux lombricaux externes, comme ils reçoivent leurs filets nerveux du médian, ils suppléent en partie les interosseux, aussi, la flexion du médius et de l'index est-elle beaucoup moins accusée que celle de l'annulaire et du petit doigt, et leurs deux dernières phalanges, jouissent encore de quelques mouvements.

Pour le pouce, sa face palmaire se présente au bord externe de l'indicateur, comme s'il avait subi sur son axe, un mouvement de rotation en dedans. Et en effet, le court adducteur est innervé par un petit filet du cubital ; (sous le nom de court adducteur, nous comprenons le faisceau interne du court fléchisseur du pouce, cette portion, est aussi sous la dépendance du cubital, et on la voit se paralyser et s'atrophier après la section de ce nerf, comme dans le cas que nous allons rapporter). Aussi, y a-t-il prédominance des muscles de l'éminence thénar, qui s'insèrent à l'os sésamoïde externe, et sont surtout opposants et rotateurs en dedans. Le muscle cubital antérieur, paralysé, est suppléé par les grands et petits palmaires; la flexion du poignet est donc encore possible. Notre ami, M. Duret, interne très-distingué des hôpitaux de Paris, à publié dans la *Revue Photographique* en mai 1872, une observation, prise avec le plus grand soin, de griffe cubitale, due à une lésion traumatique de ce nerf.

Une photographie accompagne cette observation. Mon ami Paul Richer a fait, sur cette photographie, un très beau dessin qu'on peut voir (pl. 1, fig. 5). Il est très-exact, et on peut, sur lui, suivre la description que nous allons en donner, description que nous tirons de l'article de H. Duret.

C indique dans la figure la cicatrice, résultat de la blessure qui a intéressé le nerf. La main, légèrement inclinée sur le bord cubital, est petite et aplatie. La région hypothénar, non-seulement n'offre plus aucun relief, mais paraît creusée. Une saillie marque encore la région thénar; toutefois, elle s'étend moins loin, en haut et sur l'axe de la main; il semble, qu'un manchon de parties molles, enveloppe la racine du métacarpien; mais, au lieu d'une saillie qui gagne en mourant la partie moyenne de la main, c'est une sorte de gouttière très-nette, qui en dedans, limite cette région. La face palmaire du pouce regarde normalement un peu en dedans; ici, elle semble forcée, et répond au bord externe de l'indicateur. L'angle, qui sépare le pouce de l'indica teur est aussi plus profond, et moins arrondi.

L'indicateur, est légèrement fléchi dans son articulation phalango-phalanginienne, mais peut cependant être étendu assez facilement. Le médius est fléchi davantage, et l'angle existe dans les deux dernières articulations des phalanges.

Il est complétement impossible d'étendre la deuxième phalange sur la première; au contraire, l'extension de la troisième sur la deuxième peut s'accomplir.

L'annulaire et le petit doigt, sont fortement infléchis dans les articulations des deux dernières phalanges, et leur pulpe touche la paume de la main. De plus, leurs axes sont inclinées vers l'axe médian. Il est complètement impossible de redresser la phalangine sur la phalangette, et celle-ci sur la première phalange. Au contraire, les articulations métacarpo-phalangienne de tous les doigts, même des deux derniers, sont mobiles, et exécutent leurs mouvements de flexion et d'extension comme à l'état normal. Signalons enfin, la présence singulière d'une espèce d'échancrure en forme d'ulcérations, au bord libre des ongles des deux derniers doigts. Peut-être, l'atrophie du filet sous-onguéal des rameaux digitaux du cubital, était-elle la cause de cette lésion assez nettement caractérisée.

La région dorsale de la main, n'offre rien de particulier, que la saillie du dos des métacarpiens, et le creux très prononcé des espaces interosseux.

Il est difficile d'imaginer une griffe, qui réponde mieux au type que nous décrivions, en commençant. Ici par suite de la durée, et de la persistance de la flexion, il s'était fait une sorte d'inflammation chronique, qui avait produit un tissu rétractile, et ankylosé les articulations. Dans le cas dont il s'agit, il semble qu'en raison de la section des deux derniers tendons du fléchisseur sublime, et de l'atrophie des interosseux, les premières phalanges auraient dû s'incliner en arrière sur les métacarpiens; comme dans l'exemple cité par M. Duchenne, mais nous croyons dit H. Duret, que les extenseurs n'ont pu entraîner les phalanges en arrière, à cause des adhérences au ligament annulaire du bout inférieur des tendons sectionnés.

Enfin, si les doigts étaient inclinés vers l'axe de la main, il n'y avait là, continue H. Duret, que l'exagération d'un mouvement normal, qu'il est facile de constater quand on fléchit les phalanges. Ce mouvement, est produit par le fléchisseur profond, qui en se contractant, ramène pour ainsi dire, les doigts les uns vers les autres : de plus, son action n'était plus contrebalancée par les interosseux atrophiés, qui ont aussi le pouvoir d'écarter fortement les doigts les uns des autres.

La dissection a été faite très-minutieusement par H. Duret, et a donné des résultats, qui sont trop intéressants au point de vue, et des causes de la déformation de la main, et de la dépendance nerveuse des muscles lésés, pour que je ne cède pas au plaisir de rapprocher l'anatomie pathologique de cette main, de la description qu'on vient de lire ; je laisse la parole à H. Duret :

Nous avons disséqué de manière à laisser les organes compris dans la cicatrice adhérente à celle-ci. Le feuillet aponévrotique est adhérent au derme d'un côté et relié de l'autre, par des tractus fibreux, à l'os pisiforme et au bord interne du cubitus.

Dans la cicatrice, vue par sa face interne, nous trouvons en allant de dedans en dehors : le nerf cubital, l'artère cubitale, le nerf médian, et, sur un plan plus superficiel, le tendon du grand palmaire et celui du petit palmaire.

Le *nerf cubital* a déjà fourni, à ce niveau, sa branche dorsale, qui, par conséquent, n'est pas comprise dans la cicatrice. Il paraît complètement sectionné : son bout supérieur se termine par une extrémité renflée en massue ; son bout inférieur ne présente pas de renflement ; ils sont reliés l'un à l'autre par des tractus fibreux transversaux qui font corps avec la cicatrice ; à l'œil nu, on n'y trouve pas de tractus longitudinaux.

L'*artère*, elle aussi, a été coupée complètement ; accolée par des brides au côté du nerf, elle passe un peu en arrière de lui, et il devient impossible de la suivre sans rompre la cicatrice : ses rameaux subjacents ont un volume normal. La *gaîne du médian* a contracté quelques adhérences avec la cicatrice.

Le *tendon du cubital* antérieur recouvre les organes précédents et est très-adhérent. Comme il s'insère au pisiforme, on s'explique facilement les adhérences au niveau de cet os. Le *petit palmaire* déjà épanoui est adhérent à la peau et à la cicatrice.

L'étude de ces lésions de la cicatrice rend facilement compte des désordres consécutifs. A l'*avant-bras*, nous trouvons les deux tendons du fléchisseur sublime, qui répondent au petit doigt et à l'annulaire complètement sectionnés. Les deux bouts ne sont pas restés accolés à la cicatrice, mais sont remontés à 4 ou 5 centimètres au-dessus du ligament annulaire, tandis que les deux bouts inférieurs sont descendus au-dessous de celui-ci, mais lui sont restés adhérents par un repli assez résistant de la synoviale. Leur surface de section est froncée et ressemble à celle d'un moignon d'amputé.

A la *paume de la main*, les muscles de l'éminence hypothénar sont presque tous atrophiés ; l'adducteur du petit doigt est le mieux conservé ; le court fléchisseur est pâle et entouré de graisse ; l'opposant est presque fibreux. Le palmaire cutané était formé d'un quadrilatère graisseux, où il était impossible de retrouver des fibres musculaires à l'œil nu ; on le reconnaissait cependant à une direction transversale vaguement fibrillaire : nous avons retrouvé son rameau nerveux venant du cubital.

Les deux *lombricaux* internes, animés par le cubital, n'ont laissé aucune trace. Les *lombricaux* externes sont hypertrophiés : *on retrouve facilement les filets que leur fournit le nerf médian.*

Les *muscles de l'éminence thénar* sont petits, mais assez colorés. Il manque l'adducteur du pouce, qu'on reconnaît à son tendon et à la direction de quelques trousseaux fibro-graisseux.

Les *interosseux palmaires* sont tous atrophiés, graisseux, pâles et décolorés : on peut cependant les disséquer en suivant leurs tendons : nous n'avons pu découvrir les filets nerveux que de deux d'entre eux. Des *interosseux dorsaux,* le premier est le mieux conservé, mais réduit à une lamelle fibreuse, pâle : entre ses deux insertions aux métacarpiens passe l'artère radiale. Les autres, quoique considérablement atrophiés et graisseux, peuvent être reconnus.

Dans les deux doigts fléchis, *annulaire* et *auriculaire,* on trouve la peau adhérente par des tractus fibreux et rougeâtres à la gaîne, et celle-ci est elle-même très-rétractée sur les tendons des fléchisseurs, qu'elle serre étroitement contre la phalange. Enfin, au niveau des angles de flexion, les artères et les nerfs collatéraux sont flexueux et injectés.

Parmi les rameaux du cubital on retrouve : les collatéraux du petit doigt, la branche interne de l'annulaire, qui offre ici une anastomose avec une branche du médian, les branches pour les muscles de l'éminence hypothénar, mais elles sont entourées de graisse. Son rameau profond est petit, mais peut être suivi jusqu'à l'adducteur du pouce, où il se termine : quant aux filets des interosseux, nous en avons retrouvé deux seulement. Les filets des deux derniers lombricaux sont absents comme ces muscles eux-mêmes.

Le *nerf médian* n'offre de remarquable que ses adhérences à la cicatrice et l'anastomose déjà signalée.

Meillet.

A la région dorsale, nous retrouvons tous les filets nerveux du radial et de la branche postérieure du cubital.

Nous ne pouvons passer au paragraphe suivant, sans dire que dans les cas, où le nerf n'est pas complètement détruit, les muscles ou portions de muscles qui ont perdu leur contractilité électrique restent longtemps paralysés, s'atrophient et sont menacés dans leur texture, tandis que les muscles qui ont conservé leur irritabilité électrique recouvriront rapidement leur motilité.

Cette loi, qui a été posée par Duchenne, est d'une importance trop capitale pour ne point trouver place ici.

Signalons aussi, sans nous y arrêter, ces contractures qui se produisent à la suite de section incomplète d'un nerf ou de sa compression, par une tumeur, etc.

§ 3. — SECTION DU NERF MÉDIAN.—DÉFORMATION DE LA MAIN.

Le nerf médian donne à l'avant-bras les rameaux musculaires suivants :

Le rameau supérieur du *rond pronateur* qui se détache de la partie antérieure du médian, un peu au-dessus de l'articulation du coude, et se dirige verticalement en bas pour pénétrer dans l'épaisseur du muscle.

La branche des muscles de la couche superficielle, qui fournit des rameaux au *rond pronateur*. au *grand palmaire*, au *palmaire grêle*, et au *fléchisseur sublime*.

La branche des muscles de la couche profonde donne : un rameau au long *fléchisseur propre* du pouce ; deux rameaux au fléchisseur profond des doigts, mais qui n'appartiennent qu'à la moitié externe, c'est-à-dire aux deux *faisceaux externes* de ce muscle ; l'autre moitié, c'est-à-dire les deux *faisceaux internes*, recevant leurs nerfs du cubital.

Cette branche donne encore le nerf du *carré pronateur*,

dont quelques filets se perdent dans le long fléchisseur propre du pouce.

Enfin, la première des six branches terminales du médian, fournit des rameaux au *court fléchisseur* au *court abducteur* et à l'*opposant* du pouce. C'est la branche des muscles du thénar. L'adducteur reçoit un filet du cubital. Il est rationnel au reste, ajoute Cruveilhier, de considérer l'adducteur du pouce comme le premier interosseux palmaire.

Le premier lombrical en reçoit un autre, du collatéral externe de l'index ; le deuxième lombrical, encore un du tronc commun des nerfs : collatéral interne de l'index et collatéral externe du médius ; enfin, quelquefois le troisième lombrical en reçoit un dernier, du tronc commun des branches collatérales, interne du médius et externe de l'annulaire.

On sait que le médian donne en outre : les nerfs cutanés de la paume de la main, les nerfs collatéraux cutanés des trois premiers doigts : pouce, index et médius, et le collatéral externe cutané de l'annulaire.

La déformation en surface, produite par l'atrophie se traduira dans le cas de section du médian : 1° par l'augmentation du creux de la main, les deux lombricaux externes étant diminués de volume ; 2° par la saillie externe de la tête du premier métacarpien, saillie d'autant plus accusée que l'atrophie du court abducteur et de l'opposant va creuser une dépression au-dessous ; 3° à la région supérieure de l'avant-bras, au lieu du relief normal, on trouve un méplat au niveau du ventre des muscle rond pronateur, palmaires et fléchisseurs du doigt ; méplat très-accusé au niveau du carré pronateur. (Létiévant.)

Le pouce s'incline en avant, et subit sur son axe une rotation telle, que sa face palmaire regarde plus directement en avant ; il possède cependant une espèce de mouvement d'opposition, qui consiste, à venir se mettre en contact avec le bord de l'index, et non avec sa pulpe. Son abduction est aussi très-limitée.

Enfin, il est ainsi que l'index, dans une extension habituelle, tandis que les trois autres doigts sont inclinés suivant la disposition ordinaire de la main au repos. En supposant le bras étendu horizontalement, on a une main qui reproduit le geste indicateur du commandement, adopté par les sculpteurs. On ne sera pas étonné de voir ici se fléchir les premières phalanges de tous les doigts; les interosseux, innervés par le cubital, sont restés intacts.

Dans les deux derniers doigts, la flexion se fait dans toutes les articulations des phalanges, au moyen des deux faisceaux externes du muscle fléchisseur profond. Le médius bénéficiant de l'expansion tendineuse que lui envoie le faisceau musculaire de l'annulaire, a conservé quelque flexion.

Mais l'index et le pouce sont étendus, et si l'on voit dans les mouvements de la main, se fléchir la dernière phalange du pouce et les deux dernières de l'index, c'est par un mécanisme que nous avons étudié à propos de l'atrophie.

C'est aux extenseurs du poignet, qu'il faut rapporter cette flexion. Ces muscles, en renversant le métacarpe, soumettent à une tension les cordes tendineuses des fléchisseurs paralysés. Ces cordes entraînent les phalanges, le mouvement de flexion est très-faible; il est passif, et ne résiste pas à un effort léger. (Létiévant.)

Ce sont ces phénomènes que M. Létiévant appelle la motilité suppléée. Dans le cas qui nous occupe, on voit encore la pronation se faire, malgré l'inaction du pronateur, par les muscles rotateurs de l'épaule en dedans, le propre poids de la main contribue à rendre facile ce mouvement. La flexion du poignet est opérée par le muscle cubital antérieur, qui devient tendu, saillant et supplée les grand et petit palmaires complètement inactifs.

M. Létiévant a étudié ces motilités suppléées dans les cas de section du nerf à l'avant-bras, et il s'est occupé aussi de la sensibilité suppléée dans les mêmes cas. Nous ne pouvons, sans trop nous écarter de notre sujet, entrer dans le détail de ces observations curieuses à plus d'un titre; mais qui en somme ont donné ce résultat à M. Létiévant : cette suppléance a des caractères propres qui la différencient très-nettement de la motilité et de la sensibilité observée après la régénération du nerf.

Le principal caractère, c'est pour le premier cas (suppléance), la grande imperfection des actes moteurs et sensitifs, et pour le second (régénération), le retour de ces actes à l'état parfait.

Comme dans le cas précédent, les muscles, innervés par le médian, ont tous perdu et eux seuls la contractilité électrique.

§ 4. — SECTION DU NERF RADIAL. — DÉFORMATION.

Le nerf radial donne à l'avant-bras des rameaux : à l'anconé, au long supinateur, au premier radial externe, au second radial externe, au court supinateur, à l'extenseur commun des doigts, à l'extenseur propre du petit doigt, au cubital postérieur, au long extenseur propre du pouce, à l'extenseur propre de l'index, au long abducteur du pouce et au court extenseur du pouce.

On voit donc que le malade dont le nerf radial est sectionné présentera une chute du poignet, une flexion des doigts, et sa main sera comparable à celle du saturnin dont tous les extenseurs auront été intéressés. Aussi ferons-nous suivre cet article de la description et de l'étude de la main du saturnin. J'ai dit avec intention : tous les extenseurs; car, d'un côté, ceci est rare chez le saturnin, et c'est la règle absolue dans la paralysie du nerf radial; car dans cette maladie *tous* les muscles animés par le radial sont paralysés, et ceux-là *seuls* le sont. Ce qui constitue un élément de diagnostic fort important.

Combien ne voyons-nous pas en effet de saturnins, qui ayant conservé intacts leur extenseur propre de l'index et leur extenseur propre du petit doigt, peuvent encore relever ces doigts, et, si l'on veut bien me passer cette expression, faire les cornes, comme disent les enfants.

Dans la paralysie du nerf radial par section, pareille chose est impossible. La contractilité électrique est abolie dans les muscles paralysés.

En outre, ici un *seul avant-bras* est atteint; sans doute, on pourrait imaginer un cas où les deux mains soient paralysées ; mais les circonstances qu'il faudrait accumuler pour arriver à ce résultat sont trop rares pour se rencontrer, et serviraient du reste au diagnostic ; tandis que dans la paralysie saturnine, ainsi que nous le dirons plus loin, les deux avant-bras sont frappés à la fois et à peu près également.

S'il est avéré que quelques paralysies saturnines puissent être localisées à un seul membre, c'est là un fait très-exceptionnel, dit Grisolles.

Comme le saturnin, le malade atteint de paralysie du nerf radial ne peut relever son poignet fléchi à angle droit sur son avant-bras, les adducteurs et abducteurs du poignet sont paralysés, comme on peut s'en convaincre, en plaçant la main sur un plan horizontal, position dans laquelle les mouvements d'adduction et d'abduction de la main, acquièrent toute leur amplitude. Les doigts aussi sont fléchis à à angles obtus sur les métacarpiens.

Enfin, les expériences au moyen desquelles nous prouverons chez le saturnin, que les interosseux sont intacts, bien que les doigts infléchis dans la paume de la main aient perdu leurs mouvements de latéralité, celles qui nous serviront alors à montrer que les fléchisseurs des doigts sont également respectés, bien que cette main fléchie paraisse se fermer avec peu de force, sont ici applicables et avec le même succès. Donc : chute de la main à l'extrémité de l'avant-bras en pronation, résultat de la paralysie absolue de tous les extenseurs de la main et des doigts. Ces muscles ne résistent même plus par leur tonicité. Aussi la déformation est tellement prononcée qu'on chercherait en vain à l'obtenir aussi complète sur le membre sain. (Létiévant.

Si caractéristique est cette déformation que le diagnostic de la lésion qui la produit peut se porter à distance.

La déformation par atrophie porte surtout sur la région antibrachiale postérieure, au lieu correspondant à la portion charnue des muscles extenseurs et supinateurs. C'est un affaissement du relief qu'on a coutume d'y rencontrer.

Ici le rôle des suppléances motrices est bien diminuée; la supination s'accomplit encore cependant, malgré l'inaction des supinateurs. Ce mouvement résulte de l'action du biceps brachial et des rotateurs en dehors de l'humérus.

M. Nicaise a publié dans la *Gazette médicale*, un fait de gonflement du dos de la main, consécutif à la paralysie traumatique du nerf radial.

Il s'agit d'un homme qui reçut une balle dans le bras droit le 6 avril 1871. Le projectile produisit une fracture comminutive de l'humérus, et coupa le nerf radial au niveau de la gouttière de cet os. Je transcris :

« Le 24 avril, je fis la résection de la diaphyse humérale, la cicatrisation fut régulière, et l'os se reproduisit complètement, malgré les 33 ans du blessé. Au mois de novembre 1871, je revis l'opéré, et je constatai à ce moment l'existence d'un gonflement du dos de la main droite; les tendons extenseurs, augmentés de volume, roulaient sous le doigt, et autour d'eux, le tissu cellulaire était infiltré. La lésion des tendons a eu une durée totale de trois ou quatre mois, et en février de cette année, lorsque je présentais le blessé à la Société de chirurgie, il n'y avait plus de trace de gonflement sur le dos de la main. »

M. Nicaise rappelle que M. Gubler a signalé cette lésion chez les saturnins, et que dans le cas d'une hémiplégie de cause cérébrale, chez un sujet non saturnin, il avait vu survenir la même tumeur dorsale.

Cette lésion, dit-il, qui s'est rencontrée dans des paralysies de causes différentes ; cette lésion est donc sous la dépendance de la paralysie, quelle que soit la cause qui ait produit cette dernière. N'y aurait-il pas ici, se dit M. Nicaise, quelque cause particulière à la région?

« Dans la paralysie des extenseurs, la main est pendante et fléchie à angle obtus sur l'avant-bras; dans cette position, les muscles extenseurs atteignent presque leur plus grande longueur; ils sont tiraillés. Mais néanmoins ceci ne peut être invoqué pour expliquer le développement des lésions tendineuses; mon attention étant attirée sur ce sujet, j'ai plusieurs fois cherché en vain le gonflement du dos des mains chez des individus dont, pour une cause quelconque, la main était fléchie depuis longtemps. La paralysie paraît nécessaire au développement des lésions dont nous nous occupons, et si on ne les a observées que sur les tendons extenseurs de le main, cela tient sans doute à ce que les recherches n'ont pas encore été assez nombreuses, et à ce que ces lésions doivent se reconnaître plus parfaitement au dos de la main, où les tendons sont très-superficiels. En résumé, conclut M. Nicaise, nous considérons les lésions des tendons et de leurs gaînes comme des troubles trophiques consécutifs à la paralysie. Les travaux de MM. Brown-Séquard et Charcot ont établi que sur les membres paralysés, on observe certaines altérations qui sont le résultat d'un état subinflammatoire, dû lui-même à une lésion des nerfs; M. Charcot a déjà rattaché à cette cause des inflammations des tendons observées à la suite de lésions des centres nerveux. M. Gubler a défendu la même opinion; cette lésion de nutrition, dit-il, est sous la dépendance immédiate des troubles de l'innervation.

§ 5. — PARALYSIE SATURNINE.

L'histoire de la paralysie saturnine a été fort étudiée par Tanquerel des Planches. Il a fouillé tous les anciens ; il a lu tous les modernes. Il sait ce qu'en ont dit Dioscoride, Galien... et Paul d'Ægine, Rhazès, Holy-Abbas...; plus près de nous, Paracelse, Fernel, Boerhaave... et enfin Stoll, Tronchin, Mérat, Bordeux, etc. On lira dans son ouvrage cet historique fort intéressant; on y trouvera une liste plus longue encore que celle que nous venons de donner, liste à laquelle il faudra maintenant ajouter son nom, car c'est lui qui le premier donna une description complète de cette paralysie. Grisolle lui-même, qui conteste à Tanquerel des Planches le mérite des découvertes contenues dans les autres parties de son ouvrage sur les maladies de plomb, ne lui refuse pas cet éloge, en avouant, du reste, que c'est ici que l'auteur a le plus puisé dans son propre fond.

Depuis, la question des paralysies saturnines a été reprise par Duchenne (de Boulogne), qui ne néglige rien de tout ce qui touche au système musculaire. Il a porté dans cette étude cette sagacité, cette finesse d'observation qu'on lui connaît, et ce n'a pas été sans résultat, puisqu'il a découvert deux signes diagnostiques très-constants qui permettront toujours de reconnaître la paralysie saturnine de toutes les paralysies partielles de l'avant-bras.

Tanquerel des Planches avait reconnu, que la paralysie saturnine, frappe cinq ou six fois plus souvent les membres supérieurs que les inférieurs, et plus souvent l'avant-bras que le bras. Il a vu très-généralement les membres similaires atteints à la fois et à peu près également; et c'est, en effet, la règle. Enfin, la préférence de cette paralysie, pour les muscles extenseurs et même pour certains muscles parmi les extenseurs, ne lui avait point échappé : l'extenseur commun des doigts par exemple, à l'avant-bras;

aussi renonce-t-il à expliquer la paralysie saturnine par une lésion nerveuse périphérique (du nerf radial), puisque tous les muscles animés par les rameaux provenant de ce nerf ne sont point paralysés. Il avait même constaté le gonflement du dos de la main et l'atrophie du membre paralysé. On le voit, aucun élément important du diagnostic n'avait échappé à Tanquerel des Planches. L'exploration électrique a donné, entre les mains de Duchenne, deux symptômes nouveaux :

1° On trouve toujours dans la paralysie saturnine certains muscles dans lesquels la *contractilité électrique* est ou affaiblie ou abolie.

2° Les *supinateurs* et l'*anconé*, innervés par le radial, comme les extenseurs, jouissent, dans la paralysie saturnine, d'une immunité complète, au double point de vue de la motilité volontaire et de la contractilité électrique.

Les muscles qui sont atteints dans leur contractilité électrique, se rangent de la manière suivante, si l'on a égard à l'ordre dans lequel ils sont successivement lésés dans cette propriété : l'extenseur commun des doigts (un seul des faisceaux de l'extenseur peut-être atteint), l'extenseur propre de l'index et celui du petit doigt; le long extenseur du pouce; le second radial; le premier radial; le cubital postérieur, le long abducteur du pouce et son court extenseur. Il est fort heureux que le premier radial ne soit frappé qu'après le second, car on sait que sa paralysie entraîne une infirmité plus grande que celle du second. Il en est de même dans l'atrophie musculaire progressive. Nous l'avons signalée alors, nous en avons donné la raison, nous n'y reviendrons pas. Quand le malade guérit, c'est dans l'ordre inverse que la guérison se fait; les radiaux qui sont des derniers muscles pris sont les premiers guéris, et parmi eux le premier radial. Aussi les malades retrouvent-ils les usages de la main avant ceux des doigts.

On voit, de plus, que l'ordre dans lequel les muscles perdent leur contractilité électrique, est le même que celui dans lequel ils perdent leur contractilité volontaire; ce sont toujours les extenseurs; ce sont ceux aussi auxquels s'attaque principalement l'atrophie, et Duchenne se croit fondé à dire que ces muscles sont les seuls qui, en effet, aient subi l'influence delétère de l'intoxication saturnine; car les autres muscles du membre paralysé, non-seulement sont peu lésés dans leur nutrition, mais recouvrent très-vite leur force et leur mouvement volontaire sous l'influence du traitement. Les fléchisseurs et interosseux ne sont pas lésés dans leur contractilité électrique, et ne le sont qu'à un très-faible degré dans leur contractilité volontaire (Duchenne). Cet observateur a vu dans les intoxications lentes la paralysie des muscles de l'éminence thénar.

Les muscles que nous venons de citer étant paralysés, le poignet se fléchit presque à angle droit sur l'avant-bras; il est placé dans une position intermédiaire à l'abduction et à l'adduction; mais ces mouvements, ainsi que l'extension, lui sont devenus impossibles.

Les faces postérieures et externes de l'avant-bras émaciées, aplaties, contrastent avec la face antérieure qui a conservé son volume. La main participe à cet amaigrissement; les éminences thénar et hypothénar s'affaissent aussi si la paralysie date de loin.

La face palmaire de la main s'est excavée, tandis que la face dorsale s'est arrondie, est devenue convexe, et cet état est plus prononcée à la partie moyenne de la région carpo-métacarpienne. Quelquefois, gonflement du dos de la main: tumeur due à des saillies osseuses, à l'infiltration du tissu cellulaire ou à l'augmentation de volume des tendons extenseurs, mais siégeant toujours à l'extrémité supérieure des deuxième et troisième métacarpiens.

Les doigts sont fléchis à angle droit dans leurs articulations métacarpo-phalangiennes; fortement fléchis aussi dans l'articulation phalango-phalanginienne; mais la dernière phalange est à peine inclinée sur la troisième, et dans les efforts de flexion ne se fléchit pas davantage. Ces phalanges ne pourront jamais se fléchir assez, pour que l'extrémité des doigts vienne se placer dans le creux de la main ; leurs faces palmaires seront amenées en contact avec les éminences thénar et hypothénar et ce sera tout.

Tanquerel des Planches cherche à expliquer ce fait : les muscles fléchisseurs ne sont point paralysés.

« D'où vient donc, dit-il, cet obstacle à la flexion complète des doigts ou plutôt des phalanges? Dans l'état normal, pour que la main puisse se fermer entièrement, les muscles fléchisseurs inclinent les phalanges les unes sur les autres, de manière à ce qu'elles forment entre elles des angles presque droits; dans ces divers mouvements de flexion des phalanges, les muscles extenseurs éprouvent un allongement très-marqué; par ce mécanisme de mouvement, les phalanges parcourent un plus grand espace que celui qui est parcouru par les doigts, lorsqu'ils viennent à appliquer leurs extrémités inférieures sur les régions thénar et hypothénar, par le seul concours de leurs muscles fléchisseurs. Mais, dans le cas qui nous occupe, les muscles extenseurs des doigts ont perdu leur élasticité; ils ne peuvent donc s'allonger assez, pour suivre le mouvement d'inclinaison que les fiéchisseurs impriment aux phalanges. » Voilà, selon Tanquerel des Planches, la raison qui met obstacle à l'occlusion complète de la main. Depuis, Duchenne a découvert que la fonction, qui consiste à fermer la main, est exécutée par la contraction synergique et inséparable, des muscles fléchisseurs des doigts et extenseurs de la main. Il a prouvé que, si l'on ne laisse pas à la main la liberté de s'étendre, la force de flexion des doigts est diminuée des trois quarts; que, de plus, la *flexion des deux dernières* phalanges, nécessite physiologiquement l'extension des premières, par la contraction synergique des extenseurs des doigts. Aussi, au moment où nous fléchissons les doigts, plaçons-nous instinctivement le poignet et les premières phalanges dans l'extension.

Et voilà l'explication qu'il donne du fait signalé plus haut. « L'impossibilité ou la difficulté de fléchir les troisièmes phalanges, et l'affaiblissement du mouvement de flexion des secondes, sont ici uniquement le résultat du raccourcissement, dans lequel les fléchisseurs sublime et profond se trouvent placés par le fait de l'attitude de flexion de la main et des premières phalanges. Si l'on maintient, en effet, la main et les premières phalanges étendues, le malade peut fléchir ses dernières phalanges sur les secondes, comme à l'état normal, et fermer sa main avec plus de force par la contraction de ses fléchisseurs sublime et profond.

Tanquerel des Planches écrit aussi, à propos des doigts : Tous leurs muscles extenseurs, abducteurs et adducteurs (interosseux) ont perdu leurs mouvements. Et, plus loin : Leur écartement, c'est-à-dire leur mouvement d'abduction est incomplet, et ne peut s'effectuer en partie que dans le sens de la flexion. Si l'écartement est incomplet, il ne faut l'attribuer qu'à la flexion des premières phalanges. On n'a, pour s'en convaincre, qu'à fléchir fortement les premières phalanges et à essayer d'ecarter les doigts, on verra combien, dans ce cas, sont limités et pénibles les mouvements latéraux des doigts ; que si, au contraire, on relève les premières phalanges, à l'instant ces mouvements acquièrent leur amplitude normale.

C'est là absolument ce qui se passe chez le saturnin ; que l'on relève ses premières phalanges sur ses métacarpiens, que l'on maintienne ses doigts dans un plan horizontal, et l'on verra ses doigts retrouver leurs mouvements normaux d'abduction et d'adduction.

Si, de plus, on maintient étendus le poignet et les premières phalanges des doigts, le saturnin pourra étendre les deux dernières, et l'on sait que les interosseux sont les seuls extenseurs des deux dernières phalanges. L'électricité vient ici fournir une preuve de plus de l'intégrité des interosseux, car, impuissante à faire contracter les extenseurs, elle a conservé son action sur les interosseux, et, sous son influence, les dernières phalanges s'étendent, quel que soit le degré d'extension dans lequel on maintienne les premières phalanges et le métarcarpe. Le pouce est fléchi et dirigé fortement en dedans, dans la paume de la main; il ne peut ni s'étendre ni se porter dans l'abduction. Son mouvement d'opposition est aboli. On conçoit que sa position variera selon les muscles paralysés : si le court extenseur et le long abducteur sont seuls paralysés, le pouce tombe dans la paume de la main, entraîné par les muscles de l'éminence thénar. Onvoit combien la préhension est gênée par le pouce dans cette circonstance, car si le malade n'a pas la précaution de contracter son long extenseur, afin de porter dans l'extension son pouce et son métacarpien, c'est sur ce pouce que se fléchiront les doigts du malade toutes les fois qu'il voudra fermer la main. La paralysie du long extenseur entraîne la flexion constante de la deuxième phalange.

Nous donnons (pl. III, fig. 8) la main d'un saturnin. Elle a été dessinée par P. Richer, le 8 février 1874, à Saint-Antoine, salle Saint-Eloi, n° 38.

C'est la main d'un nommé Mercier (Jean-Baptiste), dont le travail consiste à passer une couche de minium sur les glaces étamées. Il a eu plusieurs fois des coliques saturnines. On voit qu'aujourd'hui, chez lui, la chute du poignet est complète; le pouce tend à se placer dans la paume de la main. Il lui est impossible de redresser et ses poignets et ses doigts; il fléchit encore ces derniers, mais ne peut les écarter autrement qu'en les fléchissant inégalement quand sa main est dans la position où elle a été dessinée. La flexion elle-même est alors peu puissante. Mais qu'on lui redresse les premières phalanges et le métacarpe, les deux dernières phalanges se fléchissent alors avec force, et s'étendent aussi; qu'on pose sa main à plat sur un livre, aussitôt il peut écarter les doigts ou les réunir. Ce malade a recours à un artifice singulier pour tirer parti des mouvements dont il jouit encore. Pendant que je l'interrogeais, je remarquais que ses deux mains, placées sur ses genoux, étaient en supination. Dans la paralysie saturnine, les supinateurs sont toujours respectés ; on le verra à propos du diagnostic différentiel entre la paralysie du radial *a frigore* et la paralysie saturnine.

Ses mains en supination étaient ainsi toujours prêtes à saisir les objets, sa cuiller, par exemple, qu'il prenait à pleine main, en glissant sous le manche sa main en supination.

Il est clair que la main dont nous avons donné la description, est un typeque sont loin de réaliser, heureusement, toutes les mains atteintes de paralysie saturnine. En effet, un des caractères sur lesquels nous avons appelé particulièrement l'attention, en commençant cet article, c'est que la maladie n'atteint pas nécessairement tous les extenseurs. Ordinairement, l'extenseur commun seul est pris, et le malade peut se servir de ses extenseurs propres. Quelquefois, les extenseurs des doigts sont seuls pris, ceux du poignet ayant conservé et leur contractilité volontaire et leur contractilité électrique. La main tombe encore dans ce cas, et elle est assez fléchie pour faire croire à une paralysie des extenseurs de la main. Mais, si après avoir fait fermer la main au malade, on lui dit de relever son poignet, il pourra le relever et le tenir en extension ; s'il vient alors à ouvrir la main, son poignet retombe immédiatement. Tanquerel des Planches a cherché l'explication de ce fait :

A l'état de repos, dit-il, les doigts étant entraînés dans le sens de la flexion par leurs fléchisseurs, dirigent aussi dans ce mouvement le poignet ; or, celui-ci ne peut surmonter leur force de contraction ni soulever les doigts avec lui. Lorsque, au contraire, la main est fermée, les doigts ne constituent plus un poids fixe au bout du poignet, que celui-ci doit soulever pour s'étendre; aussi peut-il alors facilement aller dans l'extension, puisque ses muscles, conservant toute leur contractilité, n'ont plus que lui à mouvoir. Aussitôt que le malade ouvre la main, le poids des doigts demi-fléchis entraîne dans une légère flexion le poignet lui-même.

Une fois le poignet relevé, il peut se porter naturellement dans l'adduction et l'abduction; ces mouvements s'accomplissent avec aisance.

On pourrait facilement croire qu'il y a toujours paralysie du poignet chez les individus affectés de paralysie des doigts, si on ne cherchait, après avoir fait fermer la main, à découvrir si le mouvement d'extension du poignet peut s'effectuer dans cette position de la main ou de l'avant-bras. Voici ce que tout le monde peut observer dans ce cas. Si le sujet affecté de cette paralysie locale maintient les phalanges des doigts dans la flexion, il peut étendre sa main avec force sur l'avant-bras; mais veut-il étendre ses doigts, ses premières phalanges restent immobiles et sa main s'infléchit sur l'avant-bras avec d'autant plus d'énergie qu'il fait de plus grands efforts pour obtenir l'extension des doigts,

C'est que l'extension de la main est encore un des mouvements qui ne se font que par la contraction synergique de plusieurs muscles, dont les uns sont les antagonistes, ou plutôt, comme le dit Winslow, les modérateurs des autres. Ici ce sont les fléchisseurs des doigts et les extenseurs de la main; mais, dès qu'un de ces groupes perd de sa force, soit par la paralysie, soit aussi par l'atrophie, le groupe antagoniste mérite alors ce nom, sa contraction devient prédominante, et il faut que, par un artifice auquel le malade a recours d'une façon inconsciente (la flexion des doigts), il neutralise l'antagonisme des fléchisseurs placés ainsi dans le relâchement. L'antagonisme supprimé, l'extenseur intact peut relever le poignet, qui va retomber dès l'instant où le plus léger effort d'extension des doigts fera rentrer en jeu les fléchisseurs prédominants. Si les doigts sont seuls paralysés, le poignet jouit de l'abduction et de l'adduction; ses mouvements sont intacts; et, de même, si les extenseurs du poignet sont les seuls lésés, les doigts peuvent s'étendre sur les métacarpiens, s'écarter, se rapprocher; tout cela n'a besoin d'aucune explication.

Le poignet peut être entraîné dans l'abduction ou dans l'adduction, selon que l'extenseur adducteur (cubital postérieur) ou l'extenseur abducteur (premier radial), sera des extenseurs du poignet seul paralysé. Que l'on se représente la main du saturnin tombé en pronation, et l'on verra qu'ici, comme dans l'atrophie musculaire, l'adduction constituée par la flexion de la main sur le bord cubital de l'avant-bras, constitue une infirmité plus grande que l'entraînement de la main en sens inverse.

De la connaissance des mouvements physiologiques des muscles extenseurs du poignet, Duchenne a tiré des règles précises qui permettent de savoir, à première vue, s'ils sont tous paralysés ou s'ils ne le sont que partiellement. Les voici :

Le malade ayant porté en avant ses membres supérieurs, s'il ne peut relever son poignet, celui-ci n'est-il pas plus dans l'abduction qu'à l'état normal; je suis certain que ses radiaux et son cubital postérieur sont paralysés. Si le poignet, ne pouvant être relevé par le malade, se trouve entraîné dans l'adduction, j'en conclus à l'intégrité du cubital postérieur et à la paralysie des deux radiaux. Lorsque le malade peut relever son poignet seulement après avoir fermé la main, je vois que la paralysie est limitée au second radial, si alors le poignet est élevé directement sur l'avant-bras; enfin si, pendant ce mouvement d'élévation, le poignet est entré dans l'abduction, c'est que le cubital postérieur est paralysé ainsi que le second radial.

Il ne nous reste plus qu'à parler de ce gonflement du dos

de la main, signalé par Gubler à la Société médicale des hôpitaux en mars 1868, dont M. Nicaise a publié plusieurs observations dans la Gazette des hôpitaux en mai de la même année. Nous en avons déjà parlé à propos de la paralysie consécutive à la section du nerf radial.

Tanquerel des Planches étudie la nature des tubercules du carpe, non admis, dit-il, par Mérat, Chomel et par la plupart des auteurs modernes. Il les considère comme dus à la saillie que font les os du carpe et du métacarpe. Voici l'explication qu'il en donne : Par suite de la contraction des muscles fléchisseurs du poignet et de la main, la face dorsale de cette dernière tend toujours à s'arrondir, à se bomber et à faire saillie en avant; les ligaments qui unissent les os du carpe et du métacarpe sont distendus à la longue outre mesure, alors les surfaces osseuses glissent les unes sur les autres et donnent ainsi naissance à des saillies plus ou moins prononcées.

Ces éminences, dit encore Tanquerel des Planches, sont d'ailleurs formées le plus souvent par la tête ou extrémité supérieure des deuxième ou troisième os métacarpiens, qui donnent précisément attache aux muscles radiaux frappés de paralysie, et qui par conséquent ne peuvent plus tenir en rapport ces os avec les surfaces osseuses qui leur correspondent; quelquefois ce sont les os scaphoïdes et semi-lunaires qui constituent ces prétendus nodus. Ces petites tumeurs ont une étendue d'environ 6 à 7 lignes : la première, inférieure est conique et la moins volumineuse; la deuxième, supérieure est plus aplatie et plus large.

On le voit, Tanquerel des Planches rapportait ce gonflement du dos de la main aux parties osseuses. Quelques auteurs : De Haen, de ratio medendi, 1863, t.V, p. 255; Plater, Praxeos medicæ (citations de Nicaise), Gazette médicale de Paris, 1808) ont partagé cette manière de voir.

Il n'en était point de même chez tous les malades que M. Nicaise a observés, il s'agissait bien certainement alors d'une lésion des parties molles, siégeant sur les tendons, sur leur gaîne ou sur les tissus mous voisins.

Si, dit cet observateur, sur un sujet sain, on examine la face dorsale des os du carpe, on voit que cette face est très-irrégulière. La portion située en dedans d'une ligne qui prolongerait le troisième espace inter-métacarpien, forme une surface qui se continue dans l'extension avec la face dorsale de la main. Au contraire, en dehors de la ligne ci-dessus indiquée, on trouve à la face dorsale du carpe une gouttière transversale, dont la profondeur augmente à mesure que l'on s'approche du bord externe du poignet. Cette gouttière siége au niveau de l'articulation des deux rangées du carpe entre elles; son bord supérieur est formé par le scaphoïde, et un peu par le semi-lunaire; son bord inférieur par le trapèze, le trapézoïde et une partie du grand os. La gouttière transversale du poignet a pour conséquence de mettre en relief les extrémités supérieures des deuxième et troisième métacarpiens unis à la partie inférieure du trapézoïde et du grand os; ces portions osseuses forment une *saillie normale* assez considérable, facile à sentir, et qui a peut-être été prise parfois pour un gonflement pathologique, comme porterait à le faire croire la lecture de certains passages des auteurs. (Nicaise.)

On a décrit sous le nom de paralysies végétales, de coliques du Poitou, du Devonshire, de Madrid, colique nerveuse endémique des pays chauds (Fonssagrives), colique des navires, des chauffeurs, névralgie du grand sympathique (Segond), etc., une maladie qui de l'aveu de ses défenseurs, même les plus convaincus, serait, excepté sous le rapport étiologique, absolument *identique* avec la colique de plomb. La *similitude* des phénomènes électro-musculaires observés dans la paralysie, survenant dans cette maladie et dans l'intoxication saturnine est, dit Duchenne, un nouvel et puissant argument en faveur de l'opinion de ceux (1) qui ont fait remonter à la même origine la paralysie saturnine et les maladies décrites sous les noms précédents.

(1) Voir : Recherches sur les causes de la colique observée sur les navires de guerre français particulièrement dans la région équatoriale. Paris, 1839. Lefèvre.

Nous sommes donc dispensé d'en dire davantage sur les déformations que font subir aux mains ces maladies.

§ 6. PARALYSIE DU NERF RADIAL A FRIGORE.

La main que nous venons de voir dans la paralysie traumatique du nerf radial et la paralysie saturnine, nous la retrouverons dans la paralysie du nerf radial à frigore.

Mais ici nous indiquerons deux symptômes dus encore à M. Duchenne qui permettront toujours de savoir laquelle de ces maladies on a devant les yeux. Étudiant ce fait si important, que tous les muscles dépendant du nerf radial sont paralysés dans les sections du nerf radial et dans la paralysie à frigore du même nerf, tandis qu'il n'en est plus de même dans la paralysie saturnine, il a trouvé que dans cette dernière affection certains muscles étaient toujours respectés. Ce sont les supinateurs.

Et il indique parfaitement, comment on peut constater la paralysie des muscles, par les mouvements du bras et de l'avant-bras. Si, dit-il, le malade ayant placé son avant-bras dans la demi-flexion et dans la demi-pronation, on l'engage à le fléchir davantage, pendant que l'on s'oppose à ce mouvement, on ne voit ni l'on ne sent le long supinateur se durcir. C'est le signe de la paralysie de ce muscle qui, comme je l'ai établi expérimentalement, est fléchisseur semi-pronateur de l'avant-bras.

Le bras étant dans l'extension et dans la pronation, la supination ne peut être obtenue sans que le biceps se contracte énergiquement, et mette l'avant-bras dans la demi-flexion, ce qui n'aurait pas lieu si le court supinateur pouvait agir, car il est le seul muscle supinateur indépendant, tandis que le biceps produit à la fois la flexion et la semi-supination. C'est donc un signe de la paralysie du court supinateur, que je n'ai jamais trouvé affecté dans la paralysie saturnine.

Voici l'autre symptôme différentiel, celui-ci peut servir à distinguer la paralysie du nerf radial à frigore, et de la paralysie saturnine et de la paralysie consécutive au traumatisme du même nerf radial.

Dans la paralysie du nerf radial à frigore, on constate, à l'exploration électrique, que les *muscles paralysés ont conservé intacte* leur contractilité électro-musculaire.

Elle manque dans la paralysie traumatique, et dans la paralysie saturnine au contraire, elle est toujours *considérablement affaiblie* sinon *complètement abolie.*

Les muscles paralysés ont conservéintacte leur contractilité électro-musculaire, dans la paralysie du nerf radial à frigore. Et cependant l'électrisation portée sur le nerf radial lui-même ne produirait plus de contraction dans les muscles qu'il anime. Ainsi ces muscles sont paralysés ; ils ont conservé leur contractilité électrique, et l'électrisation du nerf qui les anime ne réveillerait chez eux aucune contraction.

Ce dernier fait résulte d'une observation qui a été communiquée par M. Vulpian le 22 mars 1873 à la Société de biologie. Sur un malade atteint de paralysie du nerf radial à frigore, dont tous les muscles animés par le radial (entre-autres, le long supinateur) étaient paralysés et dont la contractilité électrique n'était pas diminuée d'une manière bien appréciable, dit-il, et chez lequel la sensibilité cutanée et musculaire dans la partie dorsale de l'avant-bras malade, n'offrait qu'une différence bien minime avec celle de l'avant-bras droit sain ; l'électrisation du nerf radial n'eut *aucune action* sur les muscles extenseurs du côté du bras malade, tandis que l'électrisation faite de même sur les mêmes parties du bras sain, déterminait la contraction de tous les muscles animés par le radial.

Le plus curieux c'est que l'électrisation du nerf radial malade, dans tous les points de sa longueur, excitait une aussi vive douleur que celle du nerf radial sain.

Voici comment fut faite l'électrisation : Un des électrodes

(excitateur à boule olivaire recouvert d'un linge mouillé) fut placé sur le trajet du nerf radial entre le long supinateur et le brachial antérieur; et l'autre excitateur (cylindre muni d'une éponge) un peu plus haut et plus en arrière vers la partie médio-externe du triceps, dans l'endroit où se trouve ce même nerf.

En outre, l'électrisation du nerf radial malade, dans tous les points de sa longueur excitait une aussi vive douleur, que celle du nerf radial sain. Ainsi les fibres sensitives du nerf, dans toute leur longueur, aussi bien dans la partie exposée au froid que dans les autres points de leur trajet, avaient conservé leur conductibilité et leur excitabilité sensitive, quand les fibres motrices du même nerf à la même région avaient perdu leur conductibilité et leur motricité.

C'est ce que M. Vulpian ne saurait admettre; aussi croit-il être autorisé à dire que les fibres motrices du nerf radial avaient conservé, comme les fibres sensitives de ce nerf, leur conductibilité et leur excitabilité.

Si cette déduction est légitime, comme le croit M. Vulpian, on serait conduit à penser que la paralysie du nerf radial tenait dans ce cas à une modification qui s'était faite au niveau des points, où les fibres nerveuses motrices entrent en connexion intime, avec les faisceaux primitifs des muscles extenseurs de la main sur l'avant-bras et des premières phalanges des doigts sur le métacarpe (Vulpian).

Nous avons voulu signaler le cas; il sera intéressant de rechercher si dans tous les cas de paralysie à frigore, se retrouveront les phénomènes notés dans ce fait particulier.

Nous n'insisterons pas davantage et terminerons cet article, en rappelant qu'à la longue, les muscles paralysés s'atrophient; que les fléchisseurs des doigts et les interosseux tombent aussi dans un état de semi-paralysie, mais que l'affaiblissement de l'action de ces muscles, est due à leur inaction et à leur raccourcissement continu, et Duchenne a pu leur rendre leur force, en facilitant leur exercice à l'aide d'un appareil qui soutenait le poignet et les premières phalanges dans l'extension.

Ici aussi on a signalé le gonflement du dos de la main. Voici en quels termes s'exprime Duchenne à ce sujet : Il arrive fréquemment que la flexion continue du poignet, finit par provoquer une grande fatigue dans les articulations du carpe et une tuméfaction douloureuse de la face dorsale de celui-ci, tuméfaction qui me paraît due à la distension des tendons extenseurs des doigts ou de leur coulisse synoviale.

§ 7. — RÉTRACTION DE L'APONÉVROSE PALMAIRE.

Cette affection a été décrite, pour la première fois, par Dupuytren (1). Avant lui, désignée sous le nom de *crispatura tendinum*, nom qui nous révèle une erreur anatomo-pathologique, elle était confondue avec plusieurs flexions permanentes des doigts de causes différentes. Dupuytren lui donna une place à part dans le cadre nosologique, en fixant son point de départ dans la tension exagérée de l'aponévrose palmaire.

Cette tension serait due, d'après lui, à l'action trop forte ou trop longtemps prolongée, d'un corps dur dans la paume de la main. Cette opinion fut promptement attaquée ; en effet, si l'on peut accepter cette explication pour les marchands de vins, sur lesquels portent ces observations, et qui passaient leur journée à gerber, c'est-à-dire mettre des tonneaux en place; il n'en est plus de même pour le cocher dont il parle dans sa Clinique, car ses deux mains étaient malades et les cochers portent constamment leur fouet dans la même main. Il va surtout loin, quand il attribue cette maladie, chez un homme voué aux travaux du cabinet, au soin particulier qu'il mettait à cacheter des dépêches.

(1) Dupuytren. Leçons de cliniq. chirurg., t. I.

Et pour ce qui est des ouvriers, où l'on trouve fréquemment, il est vrai, cette affection, et où l'on a cru en trouver la cause dans les pressions et les frottements répétés, ne voyons-nous pas la main gauche aussi souvent atteinte que la main droite qui, certainement, travaille davantage, et ne voit-on pas la main gauche prise la première?

En second lieu, il est d'observation que cette affection a une prédilection marquée pour les trois derniers doigts. Les auteurs, Dupuytren, Nélaton, enseignent que l'auriculaire se prend le premier, ce qui est général; le médius, l'index et surtout le pouce, ne sont affectés qu'exceptionnellement, et longtemps après les autres, et cependant c'est dans le pouce, l'index et le médius que réside la plus grande puissance de la main, et c'est chez l'ouvrier le point où s'exerce la plus grande pression. Au reste, Goyrand (1) a vu cette maladie se produire, chez des individus qui ne maniaient jamais que la plume. Aussi ne peut-il se refuser à admettre une prédisposition qui semblerait héréditaire, d'après un cas qu'il a observé. Menjaud (2) a observé cinq cas d'hérédité et essaie, dans sa thèse inaugurale, d'établir un rapport entre la goutte, le rhumatisme et la rétraction de l'aponévrose palmaire.

Quoi qu'il en soit de l'étiologie de cette maladie, voici quels en sont les symptômes.

Les individus chez lesquels existe une prédisposition à l'affection que nous décrivons, s'aperçoivent que leurs doigts sont moins souples, qu'ils les étendent moins facilement. L'annulaire surtout est gêné dans son extension, les malades s'aperçoivent que peu à peu il se forme, à la base de la première phalange de ce doigt, une sorte de pli à la peau qui retient, disent-ils, le doigt et l'empêche de s'étendre. C'est fini, le doigt est fixé pour toujours, il ne pourra que se flé-

1) Mém. de l'Acad. de méd., t. III.
(2) Thèse de Paris 186, 1.

chir davantage, car, si la marche de la maladie est lente, elle est fatalement progressive.

Si le malade veut étendre son doigt de force, il voit se soulever un pli, qui part de la phalange fléchie de son doigt malade, pour aller mourir dans la paume de la main. Sur ce trajet, à mesure que la maladie fait des progrès, la peau devient adhérente, dure, il se forme des espèces de callosités, de nodosités, qui donnent l'aspect d'une corde, au pli qui se soulève lorsqu'on étend le doigt malade. On voit cette corde et on la sent au doigt, se tendre, quand le malade cherche à placer de force son doigt dans l'extension; et se relâcher quand, au contraire, il le fléchit, car le malade fléchit encore le doigt, mais l'extension est arrêtée net par la corde, et tout effort, dans ce sens, est sans résultat.

Dupuytren raconte qu'une personne, atteinte de cette infirmité, dans le but de produire l'extension de ses doigts, y suspendait des poids qu'elle éleva successivement jusqu'à 110 livres, et ceci sans résultat.

Ces tentatives sont, du reste, fort douloureuses, tandis que la maladie est généralement indolente; quelques malades accusent cependant des douleurs, très-supportables du reste, au commencement de la maladie et au moment des variations atmosphériques. Nous donnons (pl. III, fig. 13 et 14), les deux mains d'un individu atteint de flexion permanente d'un doigt à chaque main, par rétraction aponévrotique. Elle présente l'affection commençante, tandis que l'observation suivante la donne à un degré très-avancé.

Main gauche. — Une callosité couvre toute la première phalange de l'annulaire; *cette phalange est étendue.* La seconde est fléchie à angle droit sur la première. Il est absolument impossible de l'étendre plus qu'on ne le voit dans la figure; la troisième phalange est droite sur la seconde, pl. III, fig. 13.

Main droite. — Durillon sous la deuxième et la première

phalange. De là, part une suite de callosités formant corde traversant la paume de la main pour aller se perdre au niveau du carpe. Première phalange étendue; deuxième phalange fléchie à angle aigu sur la première; la troisième phalange a conservé son inclinaison normale; toute tentative d'extension de la deuxième phalange fait saillir la corde qui la retient. Mais il est rare que l'annulaire seul soit fléchi; à mesure qu'il se rétracte, les deux doigts voisins se prennent. Des cordes se forment dans la paume de la main, des callosités à la base des phalanges, qui se fléchissent alors d'une manière permanente, irrévocable.

La première phalange de chaque doigt, se fléchit sur le métacarpien correspondant et forme avec lui un angle obtus; mais la flexion est surtout prononcée pour la seconde phalange qui forme, avec la première, un angle droit; la troisième est ordinairement dans l'inclinaison normale sur la seconde; il est rare qu'elle subisse les atteintes de la maladie. L'index ne se prend qu'après; enfin le pouce est très-rarement atteint.

Mais quand tous les doigts sont rétractés, la paume de la main est déformée; c'est un plancher inextensible, semé de callosités, douloureuses à la pression, adhérentes au tissu sous-jacent, quelques-unes sont encore groupées les unes à la suite des autres formant corde; mais à la base des doigts surtout, elles sont séparées par des plis profonds, qui prennent, comme l'a fait remarquer Dupuytren, l'apparence de croissant à convexité supérieure.

Ces déformations ne remontent pas au-dessus du pli moyen de la paume de la main. Elles correspondent aux doigts malades, et s'exagèrent en même temps que la rétraction, qui se prononce de plus en plus et peut aller jusqu'à luxer les phalanges comme dans le cas que nous rapportons ici, ou jusqu'à appliquer le doigt sur la paume de la main où il se creuse quelquefois un sillon. C'est la maladie à sa dernière période.

Nous donnons le dessin des deux mains d'un malade atteint de cette affection à un degré très-accusé. (Voy. pl. III, fig. 12.)

Avant d'entrer dans la description détaillée de ces mains, nous désirons appeler l'attention sur leur aspect général. Sans être caractéristique, il offre quelque chose de très-particulier à cette maladie.

L'extrémité des doigts de chacune de ces deux mains, décrit une courbe qui va, en se relevant, depuis le petit doigt jusqu'à l'index; d'où résulte un aspect spécial, de la main atteinte de rétraction avancée de l'aponévrose palmaire, et qui est dû à ce que les doigts, du côté de l'hypothénar, se prenant les premiers sont plus fléchis que l'index et le médius.

Voici maintenant quelques détails sur ces deux mains :

Robinet, 54 ans, charretier, rue de Bercy, 112. Aucun antécédent de goutte, ni de rhumatisme, ni blessures dans la paume de la main, ni brûlures. Lentement il a vu se former, il y a six ans, un durillon à la base de la première phalange de son petit doigt de la main gauche. Peu à peu il a vu ce doigt se fléchir, pendant que la main droite se prenait aussi par le petit doigt; peu de temps après l'autre par conséquent.

État actuel : La troisième phalange du petit doigt est fléchie sur la seconde. De plus, elle est subluxée sur la seconde, qui fait saillie à la face dorsale du doigt; tandis qu'à la face palmaire elle n'est guère indiquée que par un pli. Une sorte de callosité très-dure existe à la base de la troisième phalange, recouvrant presque toute la face palmaire de la seconde, sur laquelle la flexion de la troisième l'a porté. La deuxième phalange est fléchie à angle droit sur la seconde, la première à angle obtus sur son métacarpien. Callosité très-marquée à la base de la première phalange. De la base de l'annulaire part une corde qu'on croirait formée de tissu cicatriciel, si les renseignements ne venaient dire le contraire; qui se prolonge le long de l'éminence hypothénar, se tend et s'accentue si on veut étendre le doigt.

Les troisièmes phalanges de tous les doigts, l'auriculaire exceptée, sont dans leur inclinaison normale sur les secondes, les premières sont fléchies, mais la flexion est surtout prononcée dans les articulation phalangino-phalangiennes.

La paume de la main présente ce plancher dur, inextensible, dont j'ai parlé plus haut, des callosités séparées par des plis profonds, accusées surtout à la base du doigt. Ces callosités sont douloureuses à la pression, et le malade les protége quand il travaille, en interposant un petit linge entre sa main et les objets dont il se sert.

Une corde, semblable à celle qui retient l'annulaire fléchi, court sur le côté interne de l'éminence thénar, sur la première phalange du pouce, et finit par un durillon sur la deuxième. Malgré cela, la deuxième phalange du pouce est dans l'extension. La première est maintenue légèrement dans la flexion et l'adduction, ainsi que le métacarpien. A la main droite, la flexion des deux premières phalanges des quatre derniers doigts, est plus accusée qu'à gauche. La paume de la main a le même aspect général qu'à droite; mais ici à la base des premières phalanges du médius et de l'annulaire, un pli très-profond en forme de croissant à concavité inférieure. Une corde très-dure, très-accusée, adhérente à la peau, parcourt la paume de la main vers l'éminence hypothénar, et vient aboutir à la deuxième phalange du petit doigt. C'est par ce doigt que la maladie a commencé. Sur le bord interne de l'éminence thénar, une corde pareille à celle que nous avons décrite pour le pouce gauche, maintient le pouce dans une situation semblable.

Au début, le malade a ressenti quelques douleurs; aujourd'hui, douleurs à la pression sur les callosités, douleurs lors des tentatives d'extension forcée qui restent sans aucun résultat. Le malade souffre, dit-il, quand le temps se met à la pluie. Le malade ne peut saisir les corps volumineux; il est gêné dans son travail, sa main ne pouvant s'ouvrir pour s'adapter aux objets qu'il veut saisir; mais il écrit encore, et peut étendre son métacarpe. Les mouvements d'écartement des doigts n'existent plus.

Doit-on l'attribuer à de l'atrophie des interosseux, à la rétraction des fibres transversales qui vont d'une articulation métacarpo-phalangienne à l'autre. Aucun sillon sur le dos de la main ne trahit l'atrophie des interosseux. La seconde explication est plus satisfaisante, mais il ne faut pas oublier que le simple fait de la flexion des doigts suffit pour empêcher ces mouvements. On n'a, pour s'en convaincre, qu'à fléchir les doigts, on verra qu'il est d'autant plus difficile de les écarter, que la flexion de chaque phalange est plus accusée.

Qu'on suppose maintenant une chute des doigts, à la suite

de paralysie ou d'atrophie des extenseurs, les doigts ne sont point maintenus dans la flexion. Le médecin n'a qu'à les soulever pour les étendre et, dans la paume de la main, nulle trace des lésions que nous avons décrites.

Si l'on pense à une rétraction du fléchisseur à la suite d'une maladie nerveuse, on se souviendra que les quatre derniers doigts sont entraînés, et généralement à la fois. La rétraction pourrait encore dépendre des fléchisseurs, dans les cas d'un phlegmon de la main qui aurait fixé les tendons dans leurs gaînes, d'une lésion de ces tendons qui les auront immobilisés, etc.

Mais, dans tous ces cas, Dupuytren donne un excellent signe diagnostic. C'est, dit-il, que toujours, quand la rétraction des doigts est sous la dépendance des fléchisseurs, les trois phalanges sont également fléchies ; dans la rétraction de l'aponévrose palmaire, on a vu que c'était surtout la deuxième qui s'inclinait sur la première, et que la troisième conservait sur la seconde sa position normale.

La flexion, par cicatrice vicieuse succédant à une brûlure, se reconnaîtra à première vue, et les anamnésiques viendront confirmer le diagnostic; ainsi que dans le cas de luxation ou d'ankylose. Un dernier symptôme très-important: l'anesthésie chloroformique, n'a aucune influence sur la rétraction palmaire, tandis qu'elle fait cesser la contracture musculaire.

Maintenant si l'on veut savoir à quoi tient cette flexion permanente des doigts, je répondrai avec Dupuytren : à la rétraction de l'aponévrose palmaire et de ses languettes digitales ; avec Goyrand, à des cordons fibreux qu'il croit de nouvelle formation (mais que Samson a démontré être le résultat, de l'épaississement ou de la rétraction, de prolongements aponévrotiques ou de productions cellulo-fibreuses existant à l'état normal) ; qui s'étendent, ou de l'aponévrose palmaire qu'ils continuent à la gaîne des tendons et aux bords des phalanges, ou d'un point de cette gaîne à d'autres points, en passant au-devant des articulations phalangiennes, pour se rendre au bord correspondant de la phalange contiguë.

Gerdy adopta ces idées, mais fit encore porter l'altération sur la peau qui est plus dure, moins mobile, moins extensible, le tissu cellulaire plus épaissi, plus dur ; même altération, selon lui, à la peau et au tissu cellulaire sous-cutané des doigts, et probablement aussi aux ligaments latéraux des articulations des doigts, car ils se raccourcissent consécutivement, par cela seul, qu'ils ne sont plus étendus suffisamment chaque jour. Malgaigne a prétendu que l'aponévrose palmaire n'y est pour rien, la peau est seule rétractée selon lui, il est ici seul de son opinion. M. Richet veut que l'altération existe sur tous les tissus qui ont pour base la fibre albuginée ; enfin Broca admet que la peau se rétracte, ainsi que l'aponévrose palmaire.

Nous sommes assez heureux pour donner ici, la dissection de deux mains atteintes de rétraction de l'aponévrose palmaire. Nous devons cette note à l'obligeance de M. Blum.

X.... meurt à la Pitié. — Autopsie le 1er novembre 1873. Main droite : flexion du petit doigt dans la paume de la main, de manière que la phalangette appuie sur la paume de la main. Extension impossible. La phalangette est dans l'extension sur la phalangine.

Le malade porte au-dessous du pli articulaire palmaire une cicatrice. (Opéré par Velpeau.)

A la dissection on trouve les fibres nacrées de l'aponévrose, avec leur reflet et consistance ordinaire, sauf au bord interne où elles semblent se ramasser pour aller se terminer dans le tissu cicatriciel qui se trouve au niveau de l'incision. Elles se continuent au delà pour se terminer dans la peau de la face antérieure de la phalange. En détachant l'aponévrose à son sommet, et en la disséquant, il est impossible d'étendre le petit doigt. On n'y parvient qu'en sectionnant la peau et le tissu fibreux sous-jacent placé à son origine.

Côté gauche. L'aponévrose semble plus malade ; elle présente un épaississement fusiforme à son centre. De sa base part une série de languettes séparées par des masses adipeuses.

Une de ces languettes se porte à la commissure qui sépare l'index et le médius, et se termine à la peau. Le malade n'a pas dû en être incommodé ; elle ne se tend que quand on porte ces deux doigts dans l'extension extrême Une seconde languette volumineuse part de l'aponévrose comme un pont, et s'insère à l'extrémité inférieure de la phalange de l'auriculaire ; elle n'a aucun rapport avec les tendons des fléchisseurs. Elle amène une demi-flexion de ce doigt sur la paume de la main ; les mouvements de la phalange et de la phalangette sont normaux.

Une troisième languette se termine dans la peau au petit doigt, en envoyant un faible prolongement dans le périoste de la phalange. En sectionnant l'aponévrose comme dans l'autre main, on peut la disséquer jusqu'au delà de la naissance des languettes, sans arriver à redresser l'annulaire ; la section des fléchisseurs est inutile. On ne redresse le doigt qu'après avoir coupé le tissu fibreux qui est accolé latéralement au périoste. Adhérence de la peau. Les brides croisent la direction des fléchisseurs. L'extension accentue la bride. Jusqu'au milieu des languettes, la peau se laisse détacher avec assez de facilité ; là elle devient plus adhérente. Gaîne des fléchisseurs normale.

§ 8. — TÉTANIE.

Cette affection, caractérisée par des contractions toniques, intermittentes ou continues, avec rémission et redoublement, ne devrait point trouver sa place dans cette thèse, où les déformations permanentes seules doivent nous occuper. Après de longues hésitations, je n'ai pu me résoudre à passer complètement sous silence une névrose qui donne souvent une main caractéristique ; main bien connue surtout depuis que son importance diagnostique a été établie par Trousseau.

« Cette forme que vous observerez habituellement est tellement spéciale, que déjà elle suffit souvent à elle seule pour caractériser cette espèce de contracture, dit-il, dans ses cliniques, et voici la description qu'il en donne :

« Aux extrémités supérieures le pouce est énergiquement entraîné dans l'adduction forcée ; les doigts, serrés les uns contre les autres, se fléchissent à demi sur lui, le mouvement de flexion ne s'opérant ordinairement, *que dans l'articulation métacarpo-phalangienne*, la main dont la paume se creuse par le rapprochement de ses deux bords externe et interne, affecte alors la forme d'un cône, ou, si vous le voulez, celle que prend la main de l'accoucheur lorsqu'il veut l'introduire dans le vagin. D'autres fois l'index, plus fortement fléchi que les autres doigts, se place en partie sous eux, ou encore, le pouce plié dans la paume de la main est *recouvert par les doigts pliés* eux-mêmes, et si fortement que les ongles s'impriment sur la peau; tellement serrés les uns contre les autres, que, dans une observation rapportée par M. Hérard, de véritables eschares furent la conséquence de cette compression longtemps prolongée. La convulsion peut n'affecter que le pouce, ce qui est rare, mais elle peut gagner le poignet. »

Ces formes de la contracture avaient, du reste, été bien observées et bien décrites, en 1844, par M. Imbert-Gourbeyre, qui guida mes premiers pas dans l'étude de la médecine et que je suis heureux de citer ici :

« Les doigts se fléchissent plus ou moins complètement, tantôt le *pouce est entièrement* recouvert par les doigts, comme si le poing était fermé convulsivement, ce qui n'arrive que dans une forte attaque, tantôt les *doigts*, inégalement fléchis et *toujours raides*, sont écartés les uns des autres, et donnent à la main la forme d'une botte de panais, ou d'autres fois, selon la comparaison de Dance, la même position que celle que l'on prend en tenant une plume pour écrire. En même temps la main est incomplètement fléchie sur l'avant-bras, l'articulation radio-carpienne est comme tordue, le radius étant fortement porté dans la pronation. Quelquefois les extrémités douloureuses se tuméfient et offrent un peu de rougeur diffuse. Les muscles sont durs et raides et présentent assez souvent des palpitations fibrillaires, ils se dessinent fortement sous la peau. Il faut une certaine force pour défléchir les extrémités contracturées » (Thèse de doctorat, 1844, Imbert-Gourbeyre.).

Le plus souvent c'est une contracture des fléchisseurs, le poignet est entraîné dans la flexion, et les doigts, fléchis dans les articulations métacarpo-phalangiennes, sont étendus ou fléchis dans les articulations phalangiennes, selon que les interosseux ou les fléchisseurs sont prédominants.

Ce dernier cas est rare, nous a dit Trousseau, le plus souvent les doigts, fléchis dans l'articulation métacarpo-phalangienne, sont raides comme le dit le professeur Imbert-Gourbeyre; les interosseux prédominent alors, le pouce étant plié dans la paume de la main; les doigts se fléchissent sur lui, mais leurs phalanges sont droites, et ce n'est qu'exceptionnellement que se fléchissant, les doigts s'enroulent alors autour du pouce.

On n'attend pas que je fasse le diagnostic entre la tétanie et toutes les maladies des centres nerveux qui produisent des contractures des extrémités. Disons seulement que la crampe des écrivains ne se produit que d'un côté et à l'occasion d'un exercice trop prolongé des doigts de la main, que le symptôme, contracture des extrémités est infiniment rare dans l'acrodynie où on le rencontre, du reste, avec un cortége de symptômes qui ne se présentent pas dans la tétanie; que l'ergotisme convulsif en différera par la violence de ses symptômes; que le tétanos débute par du trismus, et n'envahit les extrémités que plus tard; rien dans la marche de la tétanie, ni dans la main ne ressemble à ce que nous avons vu dans la rétraction de l'aponévrose palmaire, le diagnostic avec les contractures tardives des hémiphlégiques sera fait à propos de ces dernières.

CHAPITRE II.

§ 1. — LÈPRE, ÉLÉPHANTIASIS DES GRECS.

Voici une main (pl. I, fig. 8), qu'on pourrait prendre pour une main d'atrophie musculaire progressive. C'est en effet une main d'atrophie musculaire, la disparition des éminences thénar et hypothénar, l'excavation de la face palmaire de la main, la saillie de l'os crochu, du pisiforme et de la tête du cinquième métacarpien, celle des extrémités du premier qui rendent au bord externe de ce métacarpien la courbe à convexité interne qu'il a sur le squelette, sont autant de signes qui ne permettent pas d'en douter. De plus, au dos de la main, atrophie des interosseux, surtout de l'interosseux dorsal du pouce et de celui du petit doigt. Aussi la main nous présente-t-elle au plus haut degré, la déformation qui nous est connue, sous le nom de griffe des interosseux, et le pouce dont la face palmaire regarde en avant est-il venu se ranger près du deuxième métacarpien.

La première phalange des doigts est dans l'extension, surtout celle du petit doigt; les autres, dans la flexion, forment la griffe la plus serrée qu'on puisse imaginer, puisque l'extrémité du médius et celle de l'index, sont venues se coller sur l'extrémité supérieure, de la face *palmaire des premières phalanges renversées*.

Enfin l'ongle de l'auriculaire présente une déformation, sur laquelle nous reviendrons bientôt, et les tendons des fléchisseurs des doigts font saillie dans la paume de la main.

Malgré sa griffe si caractérisée, malgré l'atrophie de ses muscles, cette main n'appartient point à l'atrophie musculaire progressive, elle s'en distingue par de l'anesthésie locale, et par la contracture permanente des fléchisseurs de ses doigts, c'est la main de la lèpre ou éléphantiasis des Grecs.

Les symptômes généraux de cette maladie rendent impossible toute erreur de diagnostic, nous allons donc en faire une rapide exposition, tout en appuyant davantage sur ceux qui intéressent le plus notre sujet : atrophie, anesthésie, contracture des fléchisseurs. L'éléphantiasis des Grecs n'est autre chose que la lèpre (Tsarâth) des Hébreux, la lèpre du moyen âge, la ladrerie, le mal de Saint-Lazare, le morphea des Arabes, l'éléphantiasis tuberculeux, le mal rouge de Cayenne, la speldalsked des peuples du Nord (Suède et Norwége) : c'est cette dernière qu'ont voulu décrire Danielseen et Bœck après Robinson sous le nom de lèpre anesthésique.

Mais, tuberculeux ou non, il ne faut voir là que deux variétés de la même maladie, car outre qu'elles ont presque tous les mêmes symptômes, ceux qu'on a décrits comme appartenant à une de ces variétés se trouvent souvent réunis aux autres sur le même individu.

C'est une maladie chronique constitutionnelle, héréditaire, caractérisée au début par des taches le plus souvent anesthésiques, suivies de la production dans tout l'organisme de cellules (matière tsarâthique de Bazin) infiltrant surtout le derme, sous forme de tubercules ayant de la tendance à s'ulcérer, et s'accompagnant à la fois d'un affaiblissement et d'une atrophie générale progressive (Revue phot.). Telle est la description générale qu'en donne Lamblin à qui nous empruntons en grande partie les détails qui suivent. Ces plaques de couleur variable, rouges (mal rouge de Cayenne), fauves, brunâtres (d'où le nom d'éléphantiasis dû à la coloration de la peau), blanches, se répandant sur tout le corps, paraissant et disparaissant plusieurs fois avant de rester stationnaires. La peau devient anesthésique sur les taches, quelquefois l'anesthésie se montre seule et en premier lieu ; cependant il n'est pas rare de rencontrer de l'hyperesthésie poussée à un degré extrême ; ou bien l'anesthésie succède à l'hyperesthésie (névrite des lépreux caractérisée d'abord par des douleurs, puis par de l'anesthésie). Mais l'anesthésie est le symptôme le plus commun, il n'avait pas échappé aux anciens médecins qui avaient du reste observé très-exactement cette maladie ; elle était même déjà proverbiale, comme on le voit par ce passage d'Astruc (1) qui dit en établissant le diagnostic différentiel de la syphilis et de la lèpre : « Nec reperies quoque in syphiliticis stuporem illum aut *sensus amissionem in extremis*, quæ elephantiacorum propria est, et unde venit in consuetudinem proverbii, ut eos qui sensum rerum non habent, objiciatur ipsos *non magis sentire quam leprosos.* »

Puis surviennent des éruptions bulleuses, pemphigoïdes qui font place aux tubercules. Ceux-ci ont de la tendance à se développer sur les régions riches en capillaires sanguins : nez, joues, front, oreilles, d'où le nom de leontiasis donné à cette maladie, quand les tubercules, formant sur le front des rides accentuées, donnent véritablement au malade quelque chose de la physionomie léonine : « et grossities seu tuberositas superciliorum ; aspectus fixus et horribilis ad modum Satyri (Guy de Chauliac).

Alors aussi se montrent des éruptions de psoriasis inveterata et diffusa. La peau s'épaissit, devient lisse, l'épiderme atrophié (sorte de sclérodermie), laisse voir le réseau circulatoire cutané. Les vaisseaux sont variqueux, et facilement on voit se former des extravasats sanguins sans tendance à la résorption, mais au contraire à l'ulcération.

Ici se place la période d'atrophie des muscles avec déformation consécutive. Symptôme connu des médecins du moyen âge, puisque dans une description de la lèpre par Guy

(1) De morbis venereis.

de Chauliac (1), le célèbre professeur de Montpellier, nous trouvons entre autres symptômes, ceux-ci : « Primum, durities et tuberositas carnis, specialiter juenturarum et extremorum ; secundum, color morpheatus et tenebrosus ; tertium, casus capillorum et renascitio subtilium ; quartum, *consumptio musculorum præcipue pollicis ;* quintum, insensibilitas et stupor, atque crampa extremorum ; sextum, scabies et impetigines, » etc.

Ce symptôme (atrophie musculaire) fit longtemps partie du domaine de la médecine légale. En effet, en 1496, le Parlement chassait de Paris tous les vérolés, et considérant deux ans après, que les dits malades comptemnant les dits crys (l'arrêt précédent avait été crié et annoncé à son de trompe dans tous les carrefours) sont retournés à Paris de toutes parts et conversent parmi la ville avec les personnes saines, qui est chose dangereuse pour le peuple... les frappait d'une amende de soixante livres parisis. Les lépreux se plaignaient eux-mêmes de se voir mêlés avec des syphilitiques dans les maladreries. Enfin et surtout, quand on eut créé des hôpitaux pour ces derniers, leur traitement commençant par le fouet et finissant de même, il était urgent de savoir qui était lépreux ou vérolé, c'est à ce symptôme : consumptio musculorum præcipue pollicis, qu'on s'adressa.

« Sed nunc redeundum est in viam, » comme dit Astruc, les tubercules s'ulcèrent ; d'où abcès gangréneux, sans tendance à la cicatrisation, et creusant profondément jusqu'aux os qu'ils détruisent lentement et sans grande douleur. On a vu des phalanges du doigt et même des membres, se détacher du corps sans la moindre hémorrhagie. (Revue phot.). Cet ulcère se revêt ordinairement de croûtes sèches, d'un brun sale, un peu écailleuses, analogues à celles du rupia. La cicatrisation est rare. Ces ulcérations peuvent faire tomber les ongles, et si ces derniers repoussent avant que des dé-

(1) Magnæ chirurgiæ tract , cap. 2.

sordres plus graves se manifestent aux doigts, ils présentent un aspect rugueux, difforme et sans transparence (Valleix). Voir l'ongle de l'annulaire de la fig. 8, pl. I. C'est l'onyxis spiloplaxique de Duchassaing.

Enfin pour finir en deux mots l'histoire de la lèpre, la vision, l'odorat, le goût, se perdent; les viscères sont altérés par cette matière tsarâthique, qui se développe partout; les malades deviennent cachectiques, l'atrophie fait des progrès, gagne les bras, les jambes, le tronc. On les voit se traîner péniblement, et finir par garder la position horizontale, tant le moindre déplacement est fatigant, jusqu'à ce qu'un accès de suffocation occasionné par un œdème de la glotte (dû aux tubercules), une affection du tube digestif, la cachexie, ou une maladie intercurrente vienne les délivrer; car il en est de cette maladie comme de cette autre (syphilis) incurable en 1575, et dont Johannes Marius disait alors :

Qu'on n'y savoit remède, somme toute,
Fors de crier, soupirer, lamenter,
Plorer et plaindre et mort se souhaiter.

Heureusement, cette terrible affection n'existe plus chez nous à l'état endémique, c'est une maladie exotique, et quand on la rencontre comme Duchenne l'a vue, ne présentant encore que de l'anesthésie et de l'atrophie musculaire, il sera intéressant pour le diagnostic, de savoir si le malade ne vient pas d'un des pays où elle s'est conservée.

Ces pays sont du reste encore nombreux. D'après Lamblin, on la rencontrerait entre le 35e de latitude nord et sud de l'équateur, c'est-à-dire dans toutes les parties chaudes du globe; aux Indes Orientales, dans l'Amérique du Sud, aux Antilles, au Japon, en Chine, en Egypte, en Grèce, en Turquie, etc., et dans les pays du nord : Danemark, Suède, Norwége, où après importation elle s'est établie à poste fixe. Elle s'est éteinte en France, et son histoire a été reconstruite par l'érudit Astruc, d'une façon trop intéressante pour que je ne donne pas ce passage sans le traduire afin de ne pas lui enlever sa saveur.

« Certum est ex historicorum et medicorum fide, lepram ipsammet, morbum esse Syriæ et Egypto endemium, et in Europa nostra novum et alienigenam, in qua bis invaluerit, semel quidem ante Christum natum, advectus scilicet ab exercitu Pompeii magni, cum post subactas Syriam et Egyptum in Italiam regrederetur, sed qui tunc brevi cessavit, iterum vero seculo a Christo nato duodecimo, tempore expeditionum quæ religionis causa suscipiebantur, vulgo *croisades*, ut Terra sancta a Mahummedanorum tyrannide libereratur; qua de re pleni sunt historicorum recentiorum libri. »

La lèpre règne encore en Égypte comme au temps des Croisades. C'est sur les bords du Nil, qu'elle a probablement pris naissance, pour se répandre dans le monde entier. Suivant Gibert elle s'est transmise des Égyptiens aux Hébreux et de ceux-ci aux peuples de l'Asie et de la Grèce.

§ 2. — SCLÉRODERMIE.

L'attention des observateurs est fixée sur cette malade depuis trop peu de temps, son étude est encore trop incomplète pour que j'ose en donner une définition. Une description seule peut dire aujourd'hui ce qu'elle est. Mais, comme jusqu'à ce jour les diverses observations publiées, quoique présentant des symptômes communs, offrent néanmoins toutes des caractères spéciaux à chacune d'elles, je me propose de passer en revue ces différentes observations, m'arrêtant surtout à ce qui concerne la main. Le diagnostic différentiel sera singulièrement facilité par l'exposition de ces symptômes. Comme je suivrai l'ordre chronologique, j'espère ainsi montrer à la fois le côté historique et le côté clinique de la maladie.

En 1847, Forget publiait avec fracas l'observation

d'une maladie nouvelle, selon lui, et dont la découverte pouvait, disait-il, immortaliser le nom de son inventeur. Une femme âgée de 33 ans : à la face, au cou, à l'abdomen, à la poitrine, aux poignets, la peau est dure, tendue, lisse, brunâtre, semblable à un tissu de cicatrice. Il signale la gêne des mouvements. La face paraît tannée, momifiée ; elle rappelle les têtes desséchées que les voyageurs rapportent des pays méridionaux (intéressant à cause de la couleur).

Du reste, bonne santé, digestions et menstruations régulières. Cette observation dormait depuis dix ans dans les cartons de Forget, qui se la rappela soudain, à l'occasion d'une note publiée par Grisolle, le 29 avril de la même année, dans la *Gazette des Hôpitaux*. L'observation offre la plus grande ressemblance avec celle de Forget : les mouvements du cou, comme le rire, sont gênés par la tension de la peau, l'extension de l'avant-bras sur le bras, est empêchée par la peau qui ne prête pas. Sur les bras, la peau est d'un rouge brun, bigarrée de quelques lignes blanches longitudinales. La peau est très-tendue sur les deux faces de la main ; elle l'est à un degré bien plus considérable aux doigts.

La sensibilité, la température sont normales.

Nous ne pouvons publier les observations *in extenso*. Nous en extrayons seulement ce qui a trait à notre sujet, tout en donnant des indications bibliographiques qui permettront le contrôle.

Grisolle avait publié cette observation sous le titre de cas rare de maladie de la peau. Forget pense aussi que la peau seule est malade, et expliquant son induration par un léger travail phlegmasique, il place le siége de cette induration dans le chorion, et lui donne le nom de *chorionitis*, inflammation du chorion, ou celui de sclérosténose cutanée de σκληρὸς, dur, et στενὸς, étroit, réunissant ainsi dans ce nom deux symptômes : l'induration et le rétrécissement de l'enveloppe cutanée. C'est en effet jusqu'ici ce qui a frappé les observateurs. Thirial, lorsque parut le mémoire de Forget, revendiqua la priorité. On peut lui donner celle de la description de la maladie, si on lui refuse celle de la découverte; car en 1845 il avait publié un mémoire sur le sclérème des adultes, comparé à celui des nouveau-nés, qui contenait deux observations de véritable sclérodermie. Dans sa première observation, il y a de l'induration de la peau ; il compare la sensation qu'elle donne au doigt, à celle du cadavre congelé. Impossible de la pincer. La face et les avant-bras sont pris, et il est frappé le premier de la singulière physionomie de ces malades ; les traits sont effacés, les lèvres immobiles : le malade articule avec peine quelques mots, la peau est décolorée , très-pâle ; on croirait voir une statue de cire.

La seconde est identique. La face est encore prise; les paupières dures ne peuvent plus s'abaisser. Les lèvres résistantes ne peuvent être pincées. Langue dure, ne peut se resserrer ni se replier; la malade la compare à un morceau de bois qu'elle a peur de voir se casser. Traits de la face effacés. On croirait que le rire a été arrêté. Aussi ressemble-t-il à une grimace. Sauf les deux yeux qui sont intelligents, la figure est nulle.

Ainsi les yeux seuls sont vivants; le masque est immobile dans sa déformation.

Si nous entrons dans ces détails, c'est que cette physionomie est tellement caractérisque que, pour qui la connaît, elle peut servir à trancher une question de diagnostic, comme l'a fait M. Charcot à la Société de biologie, lors de la présentation d'une malade de M. Ball dont nous parlerons plus loin.

Dans ces deux observations, Thirial n'avait pas trouvé d'état général grave. Il n'avait trouvé pour toute lésion que l'endurcissement de la peau; aussi concluait-il à l'existence d'un sclérème des adultes, à forme simple et bénigne, dont la forme grave et compliquée existerait chez le nouveau-né. Ce n'était pas une maladie nouvelle qu'il croyait décrire, mais simplement une maladie qui n'avait pas encore été observée à l'âge adulte. Son mémoire fit peu de sensation. Forget, au contraire, annonce la découverte d'une nouvelle maladie, s'empresse de lui donner un nom : chorionitis, tiré de la théorie par laquelle il veut l'expliquer, et appelle ainsi l'attention des médecins d'une manière décisive. Quatre mois après le mémoire de Forget, M. Gintrac, après des recherches bibliographiques sur cette maladie, en exhumait quatre observations, dont deux surtout sont assez complètes. On pourra les voir dans la thèse de M. Horteloup, Paris, 1865. M. Coliez, thèse pour le doctorat, 1873, remonte encore plus haut, car il soupçonne la sclérodermie dans le cas cité par Hippocrate, d'un Athénien dont on ne pouvait pincer la peau indurée. Il pense aussi que c'est la même maladie décrite sous le nom de Cranities, par Galien, et après lui par Oribaze, Paul d'Egine, Avicenne et les arabistes.

Quoiqu'il en soit, M. Gintrac appelle cette affection sclérodermie. Ce nom, dit Horteloup, a le grand avantage de ne vouloir préciser en quoi que ce soit la nature de la maladie; il indique seulement que la peau, le derme est dur; il n'a pas l'inconvénient de faire croire à un travail inflammatoire, comme le mot chorionitis, ou de faire voir dans la maladie observée chez les adultes, la même affection que chez les nouveau-nés, si on lui donne le nom de sclérème. Horteloup se décide donc pour cette dénomination. Nous l'adoptons encore aujourd'hui, bien qu'on lui ait reproché, d'être tout à fait impropre pour désigner une maladie, dans laquelle on trouve d'autres lésions que celles de la peau; mais elle désigne un symptôme frappant, caractéristique, autour duquel l'esprit de l'observateur, groupe les autres phénomènes d'une affection, pour laquelle il n'est peut-être pas encore temps de chercher un nom.

En même temps que M. Gintrac, à Bordeaux, M. Putégnot de Lunéville publiait la première observation de sclérodermie chez l'homme. Son observation offre ceci de particulier, que la coloration de la peau indurée était très-anormale : la peau raide, tendue, brunâtre, comme tannée, imitant la basane noircie et durcie par la pluie et un long séjour à l'air libre, semble vouloir se casser sous les doigts qui la pincent et la tordent.

Depuis ce moment, les observations se succèdent assez rapidement.

Nous ne suivrons plus les observateurs jusqu'à ce que des symptômes nouveaux soient notés. Dans le travail que M. Lasègue fit paraître dans les Archives générales de médecine, en 1861, on trouve un cas de Nordt, où des cicatrices d'anciennes ulcérations sont notées ainsi que des pétéchies. Mais nous avons hâte d'arriver aux récentes observations de MM. Ball, Dufour, Charcot, Hallopeau et Liouville, qui donneront la description la plus complète de cette affection, surtout en ce qui concerne les mains. Ici des symptômes nouveaux : *atrophie des os*, *arthropathies* et *gangrène* sont observés.

Le 10 juin 1871, M. Ball communique à la Société de biologie l'observation d'une malade atteinte de sclérodermie limitée aux extrémités supérieures et inférieures avec atrophie des os. Les déformations sont caractéristiques, décrites avec le plus grand soin. Nous demandons la permission de citer en détail ce qui a trait aux mains :

La nommée Hirsch Const..., marchande de lingerie, née à Toul, célibataire, 47 ans, entrée à l'Hôtel-Dieu, salle Saint-Antoine, lit n° 30, le 17 mars 1871.

A toutes les époques de sa vie, la malade avait constaté que, sous l'influence du froid, en plongeant les mains dans l'eau, la circulation s'engourdissait aux extrémités des doigts, qui devenaient bleus, froids, insensibles, et ne se réchauffaient que difficilement.

En 1853, elle aurait eu les doigts gelés, et à partir de cette époque elle a été plus sensible que jamais à l'action du froid.

En 1860, elle eut un procès qui lui causa des émotions vives et pénibles.

L'hiver suivant (1860-61), l'extrémité du doigt annulaire de la main droite est devenue le siége d'une plaque jaunâtre, dure et insensible ;

il se formait une desquamation épidermique sans cesse répétée sur ce point; en même temps, douleurs rhumatoïdes dans les bras et les jambes.

La plaque indurée est entrée en résolution au printemps de l'année suivante, mais vers le mois de mai 1861, le doigt médius du même côté a été pris des mêmes accidents, avec plus d'intensité. Des douleurs extrêmement vives se sont montrées sur les points envahis. Au bout de trois mois le doigt est revenu à l'état normal. L'hiver suivant les deux mains ont été prises. Pendant l'été les doigts se guérissaient, mais au retour de la saison froide les mêmes accidents reparaissaient, et tous les doigts ont fini par être envahis.

Il y a quatre ou cinq ans, phénomènes analogues aux membres inférieurs.

Entrée à l'hôpital Saint-Eloi, à Montpellier, service de M. Bouisson (1). Amélioration. L'hiver suivant, retour des mêmes accidents à la main gauche, avec intensité plus grande de la maladie. C'est vers cette époque que des déformations permanentes ont commencé à se manifester. Auparavant les doigts revenaient à leur état normal après la cessation des phénomènes aigus.

D'une exigence inquiète, la maladie court les hôpitaux. Au mois de mai 1870, entrée à l'hôpital israélite, service de M. Worms; y est restée trois mois.

Au mois de septembre, à Saint-Louis, service de M. Guibout, M. Baretta moule ses mains avec le talent qu'on lui connaît. Les plâtres sont au musée de Saint-Louis.

Vers la fin d'octobre, entrée dans le service de M. Lallier; y est restée trois mois; y a été traitée par des bains sulfureux avec une certaine amélioration. Entrée à l'Hôtel-Dieu pour des accidents thoraciques, aujourd'hui 12 mai.

État actuel des extrémités supérieures : la maladie siége exclusivement aux phalanges; la troisième est la plus compromise; la deuxième est à peine touchée. Les extrémités des doigts sont blanches et froides; leur teinte a été jaunâtre au dire de la malade. Aujourd'hui, l'extrémité terminale des doigts ressemble à de la cire blanche, tandis qu'à la portion située immédiatement au-dessous, et qui correspond à la deuxième phalange de chaque doigt, la teinte est jaunâtre et ressemble à de la cire vieillie. Le bout des doigts est crochu, renversé dans le sens de la flexion. Toutefois cette disposition est plus prononcée à l'index et à l'annulaire de chaque main qu'aux autres doigts; les

(1) Comptes-rendus de la Société de biologie, 1872.

pouces ont moins souffert que les autres doigts, et ils conservent la liberté de leurs mouvements d'extension et de flexion. L'extrémité terminale du médius, surtout du côté gauche, est comme atrophiée, et le doigt se termine en pointe conique. Les doigts ont subi du reste une atrophie qui porte sur chacun d'entre eux, tant dans le sens de la longueur que dans celui de l'épaisseur; mais cette atrophie est plus prononcée aux extrémités, ce qui leur donne une apparence effilée; et le médius de chaque main est beaucoup plus atrophié que les autres.

Les ongles des quatre doigts sont considérablement déformés, bossuées, unciformes; les ongles des pouces ont conservé leur conformation normale. Toutes ces lésions sont parfaitement symétriques : les deux pouces se ressemblent, ainsi que les deux index, les deux médius, etc.

Sur divers points on rencontre les traces de petites ulcérations qui se développent de temps en temps, lorsqu'un des doigts entre dans une période aiguë de souffrance; le doigt alors rougit, se tuméfie et s'ulcère sur quelques points; à ce moment on croirait avoir affaire à un panaris; puis, au bout de quelques jours, les phénomènes aigus se calment, et la maladie reprend sa marche chronique.

Ankylose complète aux quatre doigts des deux mains, de la troisième phalange sur la deuxième dans la flexion; demi-ankylose de la deuxième sur la première dans l'extension. Les extrémités des doigts sont très-froides; au niveau du poignet le membre reprend sa température normale.

La peau est dure et roide au contact. La sensibilité est un peu diminuée aux extrémités digitales, mais elle est bien loin d'être abolie. Les mouvements des articulations métacarpo-phalangiennes sont parfaitement conservés. Les mouvements du pouce sont normaux.

Pendant les crises aiguës, la malade éprouve de très-vives douleurs, qu'elle compare aux douleurs d'une brûlure, avec élancements. Quand les phénomènes sont rentrés dans la période chronique, la malade éprouve une sensation de malaise et de gène, avec des fourmillements pénibles, mais sans douleur aiguë. D'une manière générale, la malade se plaint d'une sensation de froid, et cela surtout aux extrémités malades; elle est d'ailleurs très-sensible à tous les changements de température.

Aux extrémités inférieures, les accidents sont infiniment moins prononcés. Quelques ulcérations. Jamais les orteils ne sont devenus jaunes et durs comme les doigts de la main.

Il n'a jamais existé sur aucun autre point du corps de lésions analogues à celle que présente la peau des doigts. Sur le front, la malade porte des taches, qui seraient, d'après elle, le masque de la grossesse. Elle a eu un enfant à 30 ans.

Le 17 mai, crise aiguë aux troisième, quatrième et cinquième doigts de la main droite ; l'annulaire est surtout pris : rougeur, tuméfaction, douleur avec une petite ulcération, siégeant au bord interne de la main, au niveau de la face dorsale de la dernière articulation phalangienne. La douleur a surtout le caractère de brûlure : elle est accompagnée d'une démangeaison douloureuse. Pas de fièvre ni de phénomène de réaction.

La malade présentée, M. Charcot prend la parole : Je n'hésite pas un instant, dit-il, à faire du cas présent un cas de sclérodermie, malgré cette limitation rare de l'affection aux extrémités supérieures et inférieures. Ceux qu'a rassemblés Forget sous le nom de chorionitis s'en rapprochent; et chez cette malade, je ferai remarquer que les paupières, la bouche, la face, en un mot, présente d'une façon générale l'aspect ridé tout particulier qui indique une tendance à la généralisation de l'affection.

Dans la séance du 8 juillet 1871, M. Charcot rappelle que, récemment, lors de la présentation d'une malade par M. Ball, il avait conclu à l'existence d'une sclérodermie, quoique les mains fussent atrophiées et que la face fût indemne. Un nouveau cas qu'il vient d'observer avec M. le docteur Dufour, appuie sa manière de voir, car dans ce dernier cas, les mains présentaient une altération identique avec celle de la malade de M. Ball, et la face était atteinte.

Il s'agit d'une femme de 39 ans qui fut prise, en 1856, de douleurs dans les cous-de-pied, que l'on crut de nature rhumatismale ou goutteuse, puis d'une sorte d'œdème dur occupant le pied, puis ayant remonté aux genoux.

Les mains se sont prises plus tard, sans douleurs, puis la face. Actuellement les parties où l'altération est la plus avancée ne présentent plus d'œdème. La peau est *rigide, sans plis, lisse et dure* comme du parchemin, recouvrant les parties sous-jacentes, comme ferait un gant trop étroit. Le masque de la face est sans expression, le nez ressemble à ceux que l'on voit à la suite du lupus excedens dont la rougeur a disparu, la bouche n'est plus qu'une fente transversale sans lèvres, la malade a peine à parler, elle ne peut tirer la langue.

Voici la marche qu'a suivie la maladie (1) :

En 1856, la malade est prise de douleurs dans les chevilles, seulement en marchant. Dans l'hiver suivant (56, 57), les orteils deviennent violets et restent demi-fléchis ; ils ne peuvent être redressés que difficilement. La malade accuse en même temps une sensation de grand froid aux mains.

A partir de ce moment, hiver (56-57), les doigts commencent à se recourber peu à peu ; ils deviennent souvent violacés ; de petites bulles se montrent sur une surface rouge, au niveau des articulations, au niveau de la matrice des ongles. Ces petites bulles crèvent au bout de peu de temps et restent à l'état d'ulcérations, très-peu profondes, n'intéressant qu'une partie du derme. Ces ulcérations finissent par se cicatriser ; mais à leur place pousse, aux points exposés à des frottements, un épaississement de l'épiderme, un véritable durillon. Dans les autres endroits, aucun épaississement de l'épiderme ne se montre. Jamais ces ulcérations ne donnent lieu à une suppuration abondante. Jamais d'esquilles ne sortent. Jamais de poussière osseuse, rien de tout cela. Les mains arrivent graduellement au point où elles sont maintenant en dix ans. Elles sont stationnaires depuis. Les ulcérations, depuis cinq ans, s'éloignent de plus en plus. Ce sont les mains qui ont commencé à se prendre d'abord. Ensuite, dans les six mois suivants, des phénomènes de sclérodermie se sont montrés d'abord sur le corps, et ce n'est que vers la fin de 1863 que les phénomènes sclérodermiques ont apparu au visage.

Depuis cinq ans environ la figure et les mains sont stationnaires. Seulement, dans cette période de 1856 à 1866, de grandes variations ont existé dans la quantité de surface atteinte par l'endurcissement du tégument. Telle partie sclérodermisée le devenait moins quelque temps après, et peu à peu la malade est arrivée à voir diminuer le nombre des parties sclérodermisées.

Nous empruntons à M. Dufour la description clinique des mains de sa malade. Les détails dans lesquels il est en-

(1) Mémoires de la Société de biologie. 6 oct. 1871. M. Dufour.

tré nous la rendent d'autant plus précieuse, que M. le professeur Charcot a eu l'obligeance de mettre le plâtre d'une de ces mains à notre disposition.

Mon ami Paul Richer l'a dessiné vu par sa face palmaire et vu de profil. Voyez pl. III, fig. 3 et 4.

L'angle formé par la main gauche fléchie et l'avant-bras est de 135 degrés. Sur le dos de la main la peau est très-tendue et paraît comme collée aux os. Si l'on cherche à la plisser on ne peut y parvenir; on obtient seulement quelques rides qu'on ne pourrait comparer qu'à de fines gerçures de l'épiderme. Sur la face dorsale de cette main existent de petites taches rouges, s'effaçant par la pression du doigt.

Lorsqu'on examine la main par sa face dorsale, on pourrait croire que la malade ferme ses doigts.

Il est impossible à la malade de relever la main sur le bras. La peau des doigts (face dorsale) est extrêmement tendue, luisante. La peau et les os ne paraissent faire qu'une seule et même masse. Quant aux doigts ils ont subi des *altérations de dimensions* extrêmement considérables.

La première phalange du pouce gauche a conservé sa longueur, mais la seconde phalange a tellement perdu de la sienne, qu'elle paraît à peine le double de la longueur de l'ongle, qui n'est long que de 5 millimètres.

Cependant, et j'insiste particulièrement sur ce point, il est possible d'imprimer un léger mouvement de flexion à cette phalange : l'articulation ne paraît pas détruite.

L'ongle, comme nous l'avons dit précédemment, est atrophié : il a 1 demi-centimètre de longueur. Au niveau de l'articulation de la seconde phalange avec la première, on aperçoit une petite cicatrice. Cette petite cicatrice est couverte par un épiderme rugueux et un peu dur. Cette seconde phalange du pouce gauche est légèrement fléchie sur la première.

L'articulation métacarpo-phalangienne du pouce est complètement sans mouvement, mais l'articulation carpo-métacarpienne du pouce est légèrement mobile.

Le pouce, depuis l'articulation de sa première phalange avec le métacarpien a 4 centimètres de longueur.

L'index de la main gauche a la deuxième phalange et la troisième, recourbées à angle droit sur la première.

La phalange unguéale est réduite à la grosseur d'une lentille, et, malgré cette petite dimension, elle joue sur la phalange moyenne. L'ongle est recourbé et n'a que 2 millimètres de hauteur. A l'endroit où la deuxième phalange s'articule avec la première de l'index, il se trouve une petite production cornée. C'est un point qui, dans beaucoup de mouvements, subit des frottements. Un peu en arrière de cette partie saillante et cornée se trouve une petite dépression qui a été le siége d'une petite ulcération. Cette petite ulcération a duré deux mois, et a fait suite à une petite bulle survenue en ce point. On peut faire exécuter des mouvements à la seconde phalange sur la première.

Les trois autres doigts sont complètement recourbés et presque accolés sur la paume de la main, le médius et l'annulaire surtout.

La dernière phalange de l'auriculaire est très-atrophiée en longueur et en épaisseur; elle a une longueur double de l'ongle qui n'a lui-même qu'un demi-centimètre de longueur.

Au niveau de l'articulation de la première phalange de l'auriculaire avec la seconde, on remarque encore en cet endroit un petit durillon très-circonscrit.

A aucun doigt de la main il n'y a ankylose des phalanges entre elles. Les articulations métacarpo-phalangiennes de cette main sont le siège de quelques mouvements.

La peau de la paume de la main est souvent moite; elle présente des plis.

L'angle formé par la main droite fléchie et l'avant-bras est de 135 degrés. (Voir pl. III, fig. 3.)

La peau à la face dorsale et palmaire est exactement la même qu'au côté gauche.

L'annulaire est recourbé. Les secondes et troisièmes phalanges de tous les doigts, excepté l'annulaire, semblent s'être atrophiés en longueur et en épaisseur. Les ongles de tous les doigts sont atrophiés en longueur. Toutes les articulations de toutes les phalanges, ainsi que les articulations métacarpo-phalangiennes sont le siège de certains mouvements. Il n'y a nulle part ankylose.

A cette main les cicatrices, dont nous avons parlé en décrivant la main gauche, sont un peu plus profondes et recouvertes au niveau de la seconde phalange du médius avec la première par un véritable durillon. C'est un épaississement épidermique développé par le frottement qui se produit souvent en ce point saillant. Enfin, les cicatrices qui existent sur les deux mains sont très-peu profondes et n'intéressent qu'une partie de l'épaisseur du derme.

M. Hallopeau a publié dans la Gazette médicale, le 1er novembre 1873, une observation de sclérodermie, avec atrophie des phalanges et arthropathies développées d'une façon presque générale. Un certain nombre d'articulations étaient littéralement enkylosées, et il lui semble impossible de rapporter, dans le cas dont il parle, la raîdeur des articulations à la rétraction des parties périphériques.

M. Budin, interne des hôpitaux, a mis à notre disposition, avec la plus grande complaisance, le dessin de la main gauche de cette malade; Paul Richer l'a reproduit, voyez pl. III, fig. 1 et fig. 2, car la main est montrée par sa face palmaire et sa face dorsale.

Nous extrayons de l'observation publiée par M. Hallopeau la description de cette main :

Du côté gauche, la deuxième phalange du pouce est complètement atrophiée.

L'index diminue brusquement de volume au niveau de sa deuxième articulation; il semble formé de deux tiges dont l'une rentrerait dans l'autre. La troisième phalange, considérablement diminuée de volume, est soudée à sa deuxième. L'articulation des deux premières offre au contraire une laxité anormale, car on peut lui imprimer aisément des mouvements étendus de latéralité.

Les premières articulations phalangiennes du médius et de l'annulaire sont ankylosées en flexion; la phalangette du médius est atrophiée; l'extrémité inférieure de la phalange fait saillie sous la peau.

Le cinquième doigt semble divisé en trois parties par deux sillons dirigés en spirale; son squelette est réduit à un fragment osseux qui est libre au milieu des parties molles, et semble, d'après sa situation, représenter la deuxieme phalange atrophiée.

La rétraction des téguments s'est faite de telle sorte, que le doigt peut être allongé et revenir sur lui-même comme un ressort à boudin.

Pour la main droite, il y a ankylose incomplète de toutes les articulations métacarpo-phalangiennes et complètes de toutes les articulations phalangiennes.

Les deuxièmes et troisièmes phalanges sont toutes fléchies à angles droits. L'articulation carpo-métacarpienne du pouce est seule restée libre. On voit sur la face dorsale des mains de nombreuses cicatrices; elles n'adhèrent pas au squelette. Les avant-bras semblent en totalité diminués de volume.

Pour en finir avec tous les symptômes, nous publions une note que nous tenons de M. Liouville. C'est la description de la main droite de la femme dont il a présenté l'observation à la Société de biologie en décembre 1873. M. Liouville nous a ouvert sa bibliothèque de la façon la plus obligeante du monde. Nous lui devons une main d'atrophie cérébrale très-remarquable qu'on verra plus loin. Il nous avait aussi donné le dessin colorié de la main dont la description va suivre.

La chromolitographie seule pouvait rendre l'altération principale de cette main.

Nous regrettons de n'avoir pu en faire la dépense, voici la note de M. Liouville.

Améline L...., 41 ans (salle Saint-Antoine, femmes). — A la date du 26 septembre 1873, la main droite offrait l'aspect suivant, qui s'était accentué depuis quinze jours environ : A l'extrémité du petit doigt, vu par sa face palmaire, on distingue une plaque indurée, parcheminée, très-limitée, de la grandeur d'une pièce de 20 centimes en argent environ. La couleur en est rouge, jambon fumé. Cette zone semble très-douloureuse. Les ongles de tous les doigts offrent des inégalités, des dépressions, et ils tombent en partie et en totalité.

Les doigts sont *effilés*, durs, *réduits en pointes*, avec ulcérations vers les matrices unguéales.

Décembre 1873. On voit les manifestations du côté de la main droite s'accentuer, et la malade appréhende que l'extrémité de son petit doigt (une partie de la phalangette) ne tombe, comme elle a vu tomber l'extrémité de l'index de la main gauche, dont elle n'a plus que le moignon. La maladie suit en effet ici la même marche lente, mais continuelle, progressive, sans qu'il y ait de lésions analogues sur d'autres doigts. Plusieurs articulations des extrémités des doigts sont raides. Il y a des doigts dont elle ne peut, par ce fait, ployer aussi bien l'extrémité, sans qu'il y ait ankylose complète; il y a raideur et quelquefois obstacle assez grand au jeu des phalangettes sur les phalangines.

Nous devons signaler aussi l'existence de ces modifications de la peau si curieuses, disséminées sur différents points de la main, et se remarquant sur les doigts, surtout aux plis articulaires du côté de la face dorsale. Dans ces points ne se présente aucune tache noire, mais on ne peut pincer la peau qui paraît diminuée de volume (1).

(1) Main de sclérodermie et scléro-dactylie. Extrait des *Troubles trophiques de la périphérie du corps, multiples et disséminés*, par le Dr H. Liouville. Société de biologie, 1873.

Si nous groupons rapidement ces symptômes si divers, deux nous frapperont tout d'abord : c'est l'*induration* de la peau et sa *rétraction* avec amincissement.

Cette induration n'est pas celle de l'œdème ni de l'inflammation; elle donne une sensation analogue à celle du *parchemin;* elle peut aller jusqu'à faire plier une lancette; jusqu'à rendre impossible l'exploration du pouls.

Enfin, elle s'étend par plaques, par bandes, et peut s'enrouler en anneau, en bracelet.

La rétraction avec *amincissement* a frappé tous les observateurs. On croirait, disent-ils, toucher un doigt enfermé dans un gant trop étroit. Partout ils écrivent : la peau ressemble à une cicatrice; la peau est devenue trop courte; elle est lisse; on peut ni la pincer, ni la faire glisser sur les parties sous-jacentes. On voit quelquefois des plis convergents vers les plaques indurées, qui prouvent le tiraillement du voisinage. Les sillons, les rides, traces persistantes des mouvements de la peau, ont disparu. Alors les mouvements articulaires sont gênés ou des flexions se produisent dans le sens où s'opère la rétraction; tout mouvement en sens contraire devient impossible.

On voit se produire des colorations, des taches variant avec les malades et avec les régions; rien de fixe à cet égard. La peau a sa couleur normale pour les uns, pour les autres, elle sera comme de la cire blanche ou de la cire jaune; elle ressemble à de la pierre, à du marbre, à de la basane durcie, à du parchemin. On a vu plus haut quelle coloration Forget lui a trouvée.

Des taches assez étendues, violettes ou grises, sans changement d'aspect à la pression, ou plus petites, plus rouges, disparaissant sous le doigt, ont été notées.

Enfin, des ulcérations à la suite de bulles pemphygoïdes, de l'atrophie des phalanges, leur disparition, sans sortie d'esquilles ; des arthropathies suivant Hallopeau, et la gangrène.

Notons encore les alternatives de guérison, de récidive (cas de Ball), avant l'établissement permanent de la maladie, les variations dans la quantité de peau sclérodermiée, et la symétrie dans les ulcérations. Avec tout cela, le plus souvent la peau a gardé ses fonctions : transpiration, absorption, sécrétion sébacée, sensibilité. L'état général est assez bon, malgré ce délabrement périphérique si manifeste et si profond ; ni sucre ni albumine dans les urines ; circulation se faisant assez régulièrement, fonctions digestives s'accomplissant bien ; la grossesse peut arriver à son terme. On a noté du côté du système nerveux des migraines, des névralgies, de la toux, et enfin la suspension des fonctions menstruelles. Les malades n'arrivent que lentement au marasme.

La maladie se présentant avec ce cortége imposant de symptômes, le diagnostic, quant aux maladies qui produisent des déformations des mains, sera facile.

La présence d'une corde tendue au milieu de la main, les callosités dont nous avons parlé en décrivant la rétraction de l'aponévrose palmaire, n'a rien qui ressemble à la rétraction d'une peau parcheminée et amincie ; l'atrophie des phalanges y est du reste pathognomonique.

S'il est une lèpre sans tubercules avec retrait atrophique de la peau, on la reconnaîtra toujours à ses taches livides ou brunâtres surmontées de bulles de pemphigus, et accompagnées de cette névrite des lépreux, avec hyperesthésie, suivie d'anesthésie. Du reste, les deux variétés, tuberculeuse ou non se compliquent souvent l'une l'autre ; dans toutes les deux aussi, même tendance à l'ulcération et à l'élimination des portions de membres.

Il me semble difficile de confondre l'éléphantiasis des Arabes et l'œdème des nouveau-nés avec une maladie caractérisée par l'induration de la peau, avec rétraction et atrophie des phalanges.

Il est une maladie décrite sous le nom de syncope et

d'asphyxie symétrique des extrémités, avec laquelle le diagnostic est plus épineux dans certains cas ; si la sclérodermie, par exemple, n'est pas très-étendue. Mais, dans ces cas d'asphyxie symétrique des extrémités, l'on verra cette pâleur locale des doigts morts, puis cette cyanose qui aboutit au sphacèle sec et à la chute des parties sphacélées, et, dans les intervalles de calme, de l'anémie sans déformation. Et si l'on trouve des déformations des doigts se rattachant à l'asphyxie locale, elles tiennent non à des rétractions, mais à des cicatrisations consécutives à la chute des parties mortifiées.

« Quelquefois, il est vrai, certains troubles de l'asphyxie locale se sont montrés dans la sclérodermie, mais alors ce n'étaient que des phéomènes secondaires, individuels, passagers, et *non pas toute la maladie.* » (Coliez.)

§ 3. — Contracture hystérique permanente,

La contracture hystérique permanente est un symptôme d'hystérie grave. Elle est liée à cette forme d'hystérie, dans laquelle des traits plus ou moins prononcés, qui rappellent l'épilepsie ; s'ajoutent aux accidents convulsifs cloniques de la forme vulgaire. Rares dans les services hospitaliers généraux, les cas de cette sorte se sont donné rendez-vous dans les services spéciaux de la Salpêtrière. C'est dans ce vaste emporium des misères humaines, dont il a fait un foyer d'instruction incomparable, que M. le professeur Charcot a pu l'étudier fructueusement.

Nous ne pouvons mieux faire que de reproduire le résultat de ses recherches sur ce sujet ; nous avouons avoir puisé largement dans le travail de M. Bourneville (1) sur la même question.

(1) Bourneville et Voulet. De la contracture hystérique permanente. Paris, 1872.

La contracture permanente succède le plus souvent, à une paralysie flasque du mouvement et de la sensibilité. Une attaque a déterminé cette paralysie; la contracture va se montrer d'emblée après une autre attaque dans ce membre paralysé, qui était, dans le plus grand nombre des cas, le siége depuis un temps plus ou moins long, de fourmillements, de crampes, de sensations douloureuses ou d'un tremblement composé de petites secousses tétaniformes.

La contracture établie, voici les symptômes que présente le membre contracturé : les articulations sont extrêmement rigides; dans les cas très-accusés, quand on veut leur imprimer quelques mouvements, on a pour ainsi dire la sensation d'une barre de fer. Poussé à un certain point, l'effort d'ailleurs inutile que l'on fait pour étendre le membre détermine des douleurs avec propagation et une trémulation convulsive du membre.

Si parfois on réussit, le membre revient à sa position primitive aussitôt qu'on l'abandonne.

La contracture est permanente, dans l'acception rigoureuse du mot; le sommeil le plus profond ne la modifie en rien; elle ne subit pas dans la journée d'alternative, d'aggravation ni de rémission. Seul, le sommeil provoqué par le chloroforme la fait disparaître, pour peu que l'intoxication ait été poussée un peu loin.

La sensibilité, examinée dans ces différents modes, est toujours obtuse, quelquefois même tout à fait abolie; la contractilité électrique est normale.

Comparés aux membres du côté sain, les membres contracturés présentent ordinairement à la longue un certain degré d'amaigrissement, et les malades se plaignent d'y ressentir des douleurs, des élancements, des fourmillements, des tremblements tétaniformes. Tous les caractères de la contracture s'exagèrent sous l'influence des attaques hystériques chez les femmes qui y sont encore sujettes.

Enfin, d'autres symptômes permanents de l'hystérie accompagnent cette contracture. C'est d'abord l'hémianesthésie des hystériques, avec les caractères que décrit M. le professeur Charcot (troubles des sens, etc.), l'hyperesthésie ovarienne, symptômes qui ont entre eux cette relation très-remarquable de siéger *du même côté*, et du même côté aussi que la contracture. (1).

Il n'est pas, dit Bourneville, un seul exemple bien étudié de contracture hystérique limitée à l'un des membres supésieurs; les rares observations qu'il en a trouvées, étaient prises d'une façon trop incomplète, pour qu'on puisse en tirer une description spéciale de cette forme; mais il n'en est plus de même pour la forme hémiplégique; là, les cas sont nombreux, bien étudiés, et il a pu, d'après eux, donner la description suivante de la contracture du membre supérieur : « La contracture peut revêtir deux formes principales : dans la première, qui est de beaucoup la plus commune, c'est la *flexion* qui prédomine; dans la seconde, qui est très-rare, les différents segments du membre sont dans l'*extension.* »

Voici ce qu'on observe dans la première forme : le bras dans l'*adduction* est appliqué sur la partie latérale et un peu antérieure du thorax; l'avant-bras, d'ordinaire dans la *supination*, est fléchi à angle droit sur le bras, et repose par son bord cubital sur la base du thorax. La main est fortement *fléchie* à angle droit sur l'avant-bras; les doigts sont aussi énergiquement fléchis sur la paume de la main, et le plus souvent le pouce est dans l'adduction *recouvert* par les autres doigts. Une fois Bourneville a vu le poignet étendu presque à angle droit sur l'avant-bras, les doigts présentant la disposition indiquée ci-dessus.

Dans la seconde forme tout le membre supérieur est dans l'extension et d'habitude allongé le long du tronc. La main est un peu fléchie le long du bras et dans la pronation forcée, de telle sorte que la paume regarde directement en dehors

(1) Leçons sur les maladies du système nerveux 1873. Charcot.

et un peu en haut; les doigts sont eux-mêmes fléchis légèrement dans la paume de la main.

Cette forme présente pour ainsi dire une autre variété; le membre, au lieu d'être dans l'extension et l'adduction, est dans l'extension et l'abduction, ou bien encore il se porte fortement en arrière en se tordant. En pareille circonstance on a vu se produire une luxation de l'épaule.

Nous donnons (pl. I, fig. 9) un dessin représentant une malade célèbre dans les annales de l'hystérie : Etchevery. Tous ceux qui sont allés à la Salpétrière la reconnaîtront. Elle paraît être destinée, dit Bourneville, à réunir chez elle tous les accidents les plus graves de l'hystérie invétérée : attaques convulsives, paralysie du mouvement, hémianesthésie, vomissements, rétention et incontinence d'urine, hyperesthésie ovarienne, contracture passagère et contracture permanente; ischurie hystérique. Telle est la série des accidents que l'hystérie a produits successivement chez elle.

Elle présente une contracture du membre supérieur gauche, réalisant d'une façon saisissante la description que nous venons de donner du type de flexion. Bras dans l'adduction, avant-bras dans la flexion et la supination, son bord cubital reposant sur la base du thorax, main fléchie à angle droit, pouce dans l'adduction fléchi dans la paume de la main, et recouvert par les autres doigts fléchis dans toutes leurs phalanges (1).

Toute erreur de diagnostic deviendra difficile après qu'on aura jeté les yeux sur notre dessin. Aucune lésion ni des muscles ni des nerfs ne donne à la main et à l'avant-bras cette position. La permanence de cette contracture, sans parler du cortége d'accidents hystériques dont elle s'accompagne, la sépare de la tétanie. Son apparition *soudaine* empêchera toujours qu'on ne la confonde avec la contracture *tardive* de l'hémiplégie, due à l'hémorrhagie ou au ramol-

(1) L'observation de cette malade a été publiée in extenso par Bourneville et Voulet (loc. cit.)

lissement du cerveau; constamment dans ce dernier cas la contracture s'établit *lentement* et d'une manière progressive.

Enfin, le chloroforme fait disparaître momentanément la contracture hystérique. Voici, d'après Bouchard (1), l'action du chloroforme sur la contracture tardive de l'hémiplégie : « Plusieurs malades ayant été endormis par le chloroforme, nous avons vu que pendant que tous les autres muscles entraient en relâchement, les muscles contracturés gardaient une rigidité notable, moindre cependant qu'à l'état de veille, mais suffisante pour empêcher l'extension ou la flexion complète, et pour ramener à la position primitive les membres dont on avait modifié l'attitude. Si l'on prolongeait plus longtemps l'action du chloroforme, on voyait alors un des groupes antagonistes céder un peu à la traction plus puissante des muscles opposés, et déterminer un léger changement dans l'articulation; puis ce changement obtenu persistait même après le réveil, et le membre revenait graduellement à sa position primitive, seulement plusieurs heures après la cessation des inhalations.

Je ne puis terminer cet article sans parler d'une particularité très-curieuse et caractéristique de cette contracture hystérique. Il est possible quelle qu'ait été sa durée qu'elle disparaisse sans laisser de trace, et si la guérison a lieu, elle pourra être soudaine. Du jour au lendemain, tout peut rentrer dans l'ordre, et s'il se trouve qu'à cette époque la diathèse hystérique soit épuisée, ces malades reprendront la vie commune.

..... Varium et mutabile femina semper.

Je ne puis ne point m'arrêter un instant, dit M. le professeur Charcot, dans son cours sur la contracture hystérique, devant ces guérisons rapides, inespérées souvent, d'un mal qui pendant si longtemps se sera fait remarquer par sa ténacité et par sa résistance à tous les agents thérapeutiques. Une émotion morale vive, un ensemble d'événe-

(1) *Arch. gén. de méd.* 1866.

ments qui frappent vivement l'imagination, la réapparition des règles depuis longtemps supprimées, etc., sont fréquemment l'occasion de ces promptes guérisons. Il faut bien connaître, ajoute-t-il, la possibilité de ces guérisons, qui aujourd'hui encore font crier au miracle, mais dont les charlatans seuls se font gloire. Mais si la guérison est possible, elle n'est pas nécessaire et la contracture peut persister à titre d'infirmité incurable; elle peut, comme l'a établi M. Charcot, susciter une sclérose des cordons latéraux de la moelle. L'atrophie limitée plus particulièrement à certains groupes de muscles, s'il s'y joint des contractions fibrillaires semblables à celles qu'on observe dans l'atrophie musculaire progressive, ou un affaiblissement très-notable de la contractilité faradique, devrait faire supposer non-seulement que les cordons latéraux sont profondément lésés, mais qu'en outre les cornes antérieures de la substances grise ont été envahies.

§ 4. Contracture tardive des anciens hémiplégiques. Contracture de l'atrophie cérébrale.

Nous ne faisons qu'une seule description de la contracture dans ces deux cas, parce qu'en réalité la contracture signalée dans l'atrophie cérébrale, ne diffère en rien de celle qu'on voit survenir à la suite des ramollissements ou des apoplexies. Dans les deux cas la contracture est la conséquence de la sclérose secondaire des cordons latéraux.

Ce symptôme et les diverses attitudes qu'il impose surtout aux membres supérieurs, ont été très-bien étudiés par MM. Cottard (1), Bourneville (2), et principalement par M. Bouchard (3), dans une série d'articles fort remar-

(1) Cotard. Thèse de Paris, 1868. Etude sur l'atrophie partielle du cerveau.

(2) Bourneville. Revue photographique, 1871.

(3) Des dégénérations secondaires de la moelle épinière. Bouchard. Arch. gén. de méd., 1866.

quables auxquels, nous ferons de larges emprunts. Nous retrouvons encore ici l'école de la Salpétrière.

La contracture tardive des anciens hémiplégiques, frappe le membre supérieur (muscles de l'avant-bras), plus souvent que l'inférieur, et quand ce membre est pris la contracture a toujours débuté par l'avant-bras. C'est donc à la main qu'il faudra tout d'abord la chercher. A quelle époque apparaît-elle? Todd l'a vue apparaître un an après l'attaque apoplectique. Jaccoud assigne à six mois son apparition, mais comme le fait remarquer si justement Bouchard, si dès le troisième mois l'attitude de la main est déjà vicieuse, la contracture a commencé bien avant, car son invasion, dit-il, est graduelle, insensible; les modifications subies par les muscles, sont d'un jour à l'autre complètement inappréciables. Les malades savent qu'au début leur membre ne présentait aucune résistance aux mouvements qu'on leur communiquait, que plus tard il était dans une attitude fixe, invariable, qu'on ne pouvait modifier qu'avec un certain effort; mais la transition entre ces deux états a été tellement insensible, qu'il leur est le plus souvent impossible d'indiquer, même approximativement, l'époque du début de la contracture. Aussi, Bouchard incline à croire que la contracture permanente débute habituellement dans le courant du second mois.

Au début la contracture ne résiste pas à un léger effort, mais le redressement des parties contracturées est douloureux et la rigidité en est augmentée momentanément; c'est le contraire si la contracture s'est établie d'une façon définitive; après le redressement forcé, les muscles opposent ensuite pendant quelque temps, une moindre résistance aux mouvements qu'on leur communique. Ils reviennent ensuite graduellement et sans secousses à leur position primitive. Quelques malades se plaignent de douleurs spontanées, et la contracture peut subir des variations sous l'influence de ces douleurs, d'un changement de température (*la paralysie les travaille*, disent alors les malades. Bourneville), d'une émotion morale, des fonctions menstruelles. Todd a dit de cette contracture tardive : les muscles relâchés d'abord, deviennent graduellement contracturés et rigides : les fléchisseurs *sont atteints à un plus haut degré* que les extenseurs, de telle sorte que les doigts sont fléchis dans la paume de la main, la main fléchie sur l'avant-bras et l'avant-bras sur le bras. Après lui, Bouchard fait aussi remarquer que le plus souvent, les déformations sont la résultante des actions opposées de groupes musculaires antagonistes, affectés également ou inégalement de contracture, aussi éprouve-t-on une résistance notable de la part des articulations, quelque soit le sens dans lequel on cherche à opérer leur déplacement; et les mouvements contraires sont également douloureux.

Cette contracture antagonistique est surtout révélée par le phénomène suivant, qu'on voit se produire à volonté chez certains hémiplégiques et plus particulièrement chez les individus affectés d'atrophie unitatérale du cerveau, par suite d'une affection de cet organe remontant à la première enfance. Bouchard signale ce fait. On le trouve aussi consigné dans la thèse de M. le prof. Charcot : l'attitude de ces malades consiste en une flexion de l'avant-bras avec pronation, flexion de la main et des doigts. Si l'on opère par force l'extension des doigts, on voit qu'arrivés à un certain degré, ils se placent spontanément et brusquement, comme par mouvement de ressort dans une extension forcée, en même temps que la flexion augmente dans l'articulation radio-carpienne, et le membre reste indéfiniment dans cette position. Si l'on opère alors la flexion, on éprouve d'abord une certaine résistance, puis brusquement encore la flexion des doigts se complète spontanément et la main se redresse lègèrement, l'attitude primitive s'est ainsi reproduite.

On connaît l'action du chloroforme sur ces contractures,

nous en avons parlé plus haut. Pour l'électricité, les muscles contracturés obéissent d'une façon quelquefois même exagérée aux courants induits; une fois même qu'ils ont subi un commencement d'atrophie. Mais ici, Bouchard a fait une curieuse observation : « Si, dit-il, cette atrophie porte inégalement sur différents muscles d'un membre, on peut voir qu'en portant les électrodes sur des muscles dont le rôle serait de lutter contre la déviation, cette déviation loin de diminuer augmente au contraire. Sans doute, dans ce cas, les courants traversant les muscles atrophiés vont influencer leurs antagonistes, et renforcent ainsi leur action prédominante. »

Le pronostic est sombre; en effet, si d'une part le mouvement volontaire n'est pas toujours totalement aboli dans les membres paralysés des hémiplégiques, si la rigidité peut diminuer (on l'a vu quelquefois), la déformation persiste quand même, passivement, l'immobilité prolongée ayant amené dans les muscles de la rétraction, dans les articles des altérations, qui s'opposeront au redressement complet; et l'amélioration sera moindre qu'on aurait pu l'espérer. Voyons maintenant quelles sont ces déformations : Cornil, qui les a étudiées, surtout au point de vue de l'histologie des muscles et des nerfs, en décrit deux types, selon que la contracture s'étend à tout le membre supérieur ou aux extrémités seulement. Mais comme dans son premier type, il n'a en vue que l'attitude de flexion dans les articulations; que dans son second, il dit que le bras est étendu mollement le long du corps, qu'il est flasque, sa division ne nous paraît pas comprendre la contracture en extension. Ce qui caractérise cette attitude c'est la tension et la contracture des muscles *fléchisseurs* de presque toutes les jointures, dit-il. Nous préférons pour cette raison la division de Bouchard, qui admet deux types : « Un grand type, le type de flexion caractérisé par la flexion simultanée du coude et des doigts, ou en l'absence de rigidité dans l'articulation du coude par la simple flexion des doigts. Il fait même, rentrer dans ce type de flexion les cas où les doigts étant étendus, la flexion du coude est suffisamment prononcée, où l'angle formé par le bras et l'avant-bras est moindre de 135 degrés. Un autre type moins fréquent sera caractérisé par l'extension complète du coude, quel que soit l'état des doigts ou par l'extension des doigts, pourvu que l'angle de flexion du coude soit supérieur à 135 degrés.

Sur 31 cas d'hémiplégie rigide, Bouchard a rencontré le type de flexion 26 fois; 5 fois seulement le type d'extension.

L'état de pronation ou de supination, dit-il encore, peut faire naître deux variétés pour chacun de ces types; ainsi cliniquement, nous pouvons admettre 4 formes de déviation des membres supérieurs dans les hémiplégies avec contracture tardive, et ces formes s'observent dans l'ordre de fréquence suivant :

Flexion avec pronation, 20 fois;
Id. avec supination, 6;
Extension avec pronation, 4;
— avec supination, 1.

La première forme est donc de beaucoup la plus fréquente, aussi est-ce celle que nous trouvons décrite par tous les observateurs. Cotard est celui qui nous satisfait le mieux. Voici sa description : le membre supérieur est rapproché du tronc, l'avant-bras fléchi à peu près à angle droit et en pronation, la main est fléchie et inclinée vers le bord cubital, les doigts sont plus ou moins fortement fléchis dans la paume de la main; généralement le pouce est étendu et les doigts sont de plus en plus fléchis à mesure qu'on s'approche du bord cubital, c'est l'annulaire et le petit doigt qui sont d'ordinaire le plus fortement fléchis, quelquefois les doigts sont étendus, renversés en arrière, déformés ou bien le poing est complètement fermé. Bourneville pense que M. Cottard aurait dû être moins absolu en ce qui concerne l'attitude des doigts, il cite deux cas où les annulaires sont les doigts les plus libres.

Nous donnons deux dessins représentant la déformation connue sous le nom de poing fermé des vieux hémiplégiques, déformation que signale M. Cottard à la fin de sa description. (Voy. pl. I, fig. 10, et fig. 11.)

Dans la fig. 10, le métacarpe fait suite à l'avant-bras, les phalanges de tous les doigts sont fléchies. Au fond d'une gouttière formée par les éminences thénar et hypothénar rapprochées, accusée par des plis transversaux nombreux, est couché l'annulaire. Le médius et le petit doigt se referment sur lui, et l'index contre lequel le pouce s'applique fortement est en partie couvert par le médius.

Dans la fig. 11, même position du métacarpe. Les trois derniers doigts fléchis se couchent dans la paume de la main. L'index est luxé en avant de la tête du métacarpien correspondant. Aussi, l'extrémité de ce métacarpien fait-elle saillie derrière le pouce. La première phalange de l'index est fléchie, la deuxième droite sur la première; toutes les deux sont couchées sur le médius, la troisième fléchie s'applique aussi sur le médius, le pouce dans l'adduction appuie contre l'index et le médius.

Si l'on veut jeter les yeux sur Etchevery, qui se trouve à côté, on aura une idée de la variété de flexion avec supination. A ce propos, nous ferons remarquer la façon dont se fait le contact entre l'abdomen ou le thorax et la main. Chez Etchevery (c'est une contracture hystérique, mais puisqu'on l'a sous les yeux elle va servir à ma description), la main est en supination, qu'on la fasse passer en flexion simple, en pronation, puis en pronation forcée, on aura vu les différentes façons dont la main peut toucher le thorax. Le contact se fait par son bord cubital et puis par sa face palmaire, son bord radial, enfin par sa face dorsale, alors le coude est plus ou moins porté en avant. Ces trois degrés de pronation se trouvent aussi dans le type d'extension.

J'ai sous les yeux un dessin inédit de M. Charcot, où le bras droit est dans l'extention et l'abduction; la main dans la pronation exagérée; la face palmaire regarde en arrière.

Dans cette contracture, disait Todd (1), les muscles sont altérés, atrophiés, bien que tendus comme des cordes. C'est indubitablement, une forme d'atrophie musculaire dont la rigidité est le trait caractéristique. On sait ce que deviennent les muscles; leur couleur feuille-morte ayant attiré l'attention de MM. Charcot et Cornil; ce dernier se convainquit par l'examen histologique, qu'il n'existait que rarement une véritable dégénérescence graisseuse, cependant ces muscles sont, soit sous l'influence du repos, soit de toute autre cause, réellement diminués de volume, ainsi que tout le membre paralysé.

Cette atrophie, dit Cornil, est surtout manifeste, aux masses musculaires de l'avant-bras, des éminences thénar et hypothénar, aux muscles interosseux des doigts. La main est aplatie d'avant en arrière.

Voici le moment de faire connaître le symptôme que l'on a donné comme caractéristique de l'atrophie cérébrale. Que l'on veuille bien jeter les yeux sur les fig. 6 et 9 de la planche III, avant de lire les lignes suivantes que j'emprunte à M. Bouchard : « Lorsque l'hémiplégie s'est produite avant le complet développement de l'individu, et surtout dans la première enfance, la main, qui est le plus souvent en flexion, au lieu d'accuser par des angles saillants, les articulations fléchies, présente au contraire par sa région dorsale, une *surface régulièrement convexe qui se continue sans saubresaut*, de l'avant-bras jusqu'aux dernières phalanges. Cette forme particulière est sans doute le résultat de l'atrophie du tissu osseux et des éminences articulaires, atrophie à laquelle ne participe pas le tissu cellulaire sous-cutané. Ce caractère suffit quelquefois, en l'absence de tout com-

(1) Todd. Leçons cliniques sur les paralysies.

mémoratif, pour distinguer le ramollissement ancien de l'adulte, de l'atrophie cérébrale unilatérale consécutive à une lésion quelle qu'elle soit, qui aurait détruite une portion plus ou moins considérable d'un hémisphère pendant l'enfance.

La fig. 6 représente la main d'une malade de M. Charcot, Adèle Leconte, c'est une main bote (mousse), bien caractérisée, mais nous devons à l'obligeance de M. Liouville, de pouvoir donner la fig. 9, même type exagéré, autant que faire se peut, puisque le bord cubital de la main s'est couché sur le bord correspondant de l'avant-bras. L'ensemble de la main et de l'avant-bras rappelle, par son attitude, celle d'un *cou de cygne.*

En terminant, je dirai que cette contracture tardive succédant à la paralysie flasque, se rencontre encore dans d'autres maladies de la moelle, qui s'accompagnent de sclérose des cordons latéraux (compression). Dans ses derniers cours sur la contracture hystérique, M. Charcot rapporte un cas de contracture permanente, succédant ici à une sclérose primitive des cordons latéraux; et dans sa leçon sur la sclérose multiloculaire, il cite un cas de contracture occupant comme celle dont il s'agit ici, simultanément et à peu près au même degré les muscles antagonistes; car il était presque aussi difficile, les membres, étant fléchis de les étendre que de les fléchir lorsqu'ils étaient étendus; succédant du reste à une paralysie et offrant par conséquent avec la contracture tardive des anciens hémiplégiques, la plus grande intimité.

§ 5. — De la pachyméningite cervicale hypertrophique (d'origine spontanée).

L'étude de cette maladie a été faite à la Salpêtrière. Tout ce qui a été publié sur cette affection en est sorti : quelques articles de journaux rendant compte des observations de M. Charcot, la monographie très-remarquable de Joffroy, et c'est tout. Inutile de dire, par conséquent, à quelle source nous avons puisé cet article. Cependant le type clinique est constitué, il est complet et la maladie, pour n'être pas encore classique, n'en a pas moins droit de cité dans le cadre nosologique.

Il se produit, dans cette maladie, une véritable atrophie musculaire qui, au lieu de répondre à une lésion *primitive* des cellules nerveuses dites motrices, c'est-à-dire au lieu d'être protopathiques, répond, soit à l'altération secondaire de ces cellules, comme dans la myélite, soit à une lésion des racines nerveuses ou des nerfs, et par conséquent mérite l'épithète de symptomatique.

Cette atrophie a ici ce caractère particulier de se systématiser à certains groupes de muscles, et, quoique sa distribution soit variable, on a pu cependant, pour les membres supérieurs, lui trouver une certaine régularité.

C'est sous la dépendance de cette distribution habituelle de l'atrophie musculaire, qu'est l'attitude caractéristique de la main, que nous allons décrire.

Ce sont les interosseux et lombricaux qui s'atrophient les premiers, puis les fléchisseurs et les pronateurs. On voit déjà ce qui va se passer.

L'atrophie des lombricaux et des interosseux, est suivie de l'apparition de la griffe qui porte le nom de ces derniers muscles. Nous la connaissons : les premières phalanges sont étendues sur les métacarpiens, les deuxièmes et troisièmes sont dans la flexion. Si l'éminence thénar est atrophiée, on sait que le pouce se rapproche du deuxième métacarpien, etc. Nous avons étudié ces attitudes vicieuses à propos de l'atrophie, et jusqu'ici la maladie qui nous occupe ne présente rien de particulier. Il ne se développe que fort lentement des altérations du côté des jointures, encore sont-elles peu accentuées, de sorte qu'il est facile de redresser les phalanges, à moins que la déformation ne date de loin, auquel cas il peut se faire des ankyloses.

Mais voici qui va donner à cette main une physionomie spéciale : les fléchisseurs et les pronateurs s'atrophient, et la main n'est plus portée activement dans la flexion ni dans la pronation ; mais, par contre, les muscles qui s'insèrent à l'épitrochlée étant conservés, elle est portée avec la plus grande facilité dans l'extension et la supination, d'autant que les muscles du bras étaient d'ordinaire conservés, le biceps concourt à la supination.

Voilà qui constitue un premier type ; mais ce n'est, comme le fait remarquer Joffroy, qu'une position habituelle et qui n'a rien de constant. Elle est liée à la disposition de la fibre musculaire et à la prédominance des antagonistes, le médecin peut toujours modifier la position de cette main. Il est un autre type qui constitue une déformation permanente et que l'on ne peut vaincre.

On sait qu'il peut survenir de la paralysie, dans les muscles qui ne sont pas atrophiés, et à la suite se montrer chez eux des phénomènes de contracture. Alors la main est immobilisée dans l'attitude vicieuse que nous avons décrite précédemment. Nous donnons (pl. I, fig. 6) le dessin de la main d'Ismérie Angot, dont l'observation a été publiée *in extenso* dans la thèse de Joffroy ; j'en extrais la description de la main qu'on a sous les yeux.

Les muscles de l'éminence thénar, les interosseux et les lombricaux se contractent assez énergiquement quoique lentement ; sous l'influence de la volonté ou de l'excitation électrique, ceux de *l'hypothénar* ne paraissent pas répondre aux excitations électriques. Ceux des avant-bras se contractent volontairement. Les contractions volontaires sont beaucoup plus énergiques dans les extenseurs de la main, l'excitation électrique montre la même différence entre les fléchisseurs et les pronateurs d'une part et les extenseurs et les supinateurs de l'autre.

Que l'on jette les yeux sur le dessin de P. Richer (fig. 6 pl. I), on verra qu'il justifie la description ; outre les déformations de surface signalées, je ferai remarquer que les muscles de l'hypothénar ne répondent plus aux excitations électriques (on sait que ces muscles jouent le rôle d'interosseux pour le petit doigt); aussi le petit doigt offre-t il à un haut degré la déformation consécutive à l'atrophie des interosseux. De plus une inaction prolongée a déterminé une rétraction des fléchisseurs. Tandis que les interosseux et lombicaux, dit Joffroy, se contractent, mais *lentement;* et, en effet, les trois autres doigts offrent l'attitude du début de l'atrophie des interosseux. Ces muscles ont encore la puissance d'étendre la troisième phalange sur la seconde, mais ne réussissent point à fléchir la première. Qu'on regarde la figure, les extenseurs l'emportent et renversent les premières phalanges. Je crois qu'il est intéressant de jeter un coup d'œil sur la fig. 2, pl. I, on y voit une griffe commençante des interosseux dans l'atrophie musculaire progressive. On trouvera une étonnante ressemblance dans l'attitude des doigts.

Pour la main, elle est dans l'extension et la supination. Les altérations sont les mêmes aux deux mains :

Les deux mains, dit Joffroy, considérées dans leur ensemble, présentent cela de particulier, que les mouvements de flexion et de pronation sont affaiblis et lents à se produire, tandis que ceux d'extension et de supination s'exécutent rapidement et énergiquement. Il en résulte une sorte de tendance des mains à se renverser en dehors, et ce mouvement d'extension du poignet a pris un développement bien plus grand qu'à l'état normal. Cela donne à l'attitude générale de la malade quelque chose de spécial.

C'est le côté pittoresque de cette attitude qui frappa M. Charcot lorsqu'il désigna cette main sous le nom de : main du prédicateur emphatique.

La fig. 7, pl. I, est un dessin fait sur un plâtre appartenant à M. Charcot.

C'est la main de la nommée Castella, dont Joffroy a donné dans sa thèse une lithographie. Il donne aussi l'observation dont j'extrais ces lignes :

La main droite offre la forme d'une griffe. Elle est dans l'extension, à angle droit, sur l'avant-bras ; le pouce entraîné derrière le deuxième métacarpien est également dans l'extension ; à part la phalangette qui est à demi-fléchi. Les autres doigts sont à demi-fléchis et recourbés vers la paume de la main, laquelle est fortement excavée par suite de l'atrophie des muscles. On peut facilement amener à l'extension les doigts fléchis, mais ils reprennent leur attitude première aussitôt qu'on les abandonne à eux-mêmes.

Bien que cette déformation, cette attitude de la main ne soit pas constante, bien qu'on puisse la rencontrer dans la myélite cervicale sans pachyméningite ni méningite chronique, elle n'en constitue pas moins un symptôme important.

Le diagnostic différentiel nous arrêtera peu. Ce n'est guère qu'avec les déformations consécutives à l'atrophie musculaire protopathique que cette main peut être confondue. L'attitude qu'affecte la main dans la pachyméningite cervicale constitue le symptôme différentiel. S'il venait à manquer, il en faudrait chercher en dehors de la main. (Douleurs cervicales, douleurs périphériques, arthralgies...)

§ 5. — DE LA PARALYSIE AGITANTE.

On fait remonter à Parkinson (Essay on the shaking Palsy, 1817), la première description régulière qui ait été donnée de cette maladie ; après lui, Elliotson, Marshal-Hall, Stokes, Graves, Todd ; et en Allemagne : Romberg, Hasse Appolzer et surtout Blasius et Cohn, apportèrent l'appoint de leurs travaux à l'étude de cette maladie.

En France, M. Sée la signale dans son mémoire sur la Chorée. Trousseau en fait l'objet d'une clinique. MM. Charcot et Vulpian publièrent un travail sur ce sujet : *Gazette hebdomad.*, 1861. Elle est enfin classique, puisqu'outre les cliniques des Trousseau, elle figure encore dans Grisolle ; et cependant dans toutes les descriptions données jusque-là, il existe une confusion complète entre la paralysie agitante et la sclérose en plaques, même dans les travaux sortis de la Salpêtrière. C'est de là cependant que vint enfin la thèse de M. Ordeinstein, où M. Charcot trace pour la première fois la ligne de démarcation entre ces deux maladies. Depuis, les savantes leçons faites à la Salpétrière par le même professeur ont été publiées, tous le monde les a lues, ce qui nous dispensera de nous étendre sur les symptômes de cette maladie; comme ailleurs, nous ne nous arrêterons qu'aux mains, où deux choses attirent notre attention : le tremblement et l'attitude.

Ce tremblement offre des caractères qu'il importe de connaître ; il est constant, et ne peut être interrompu que par le sommeil ou les inhalations de chloroforme. Que le malade soit au repos ou qu'il exécute un mouvement, la trémulence existe. Ce caractère suffit déjà à le distinguer des autres tremblements. Voici en quoi il consiste, d'après M. Charcot : « Les mains sont-elles prises? on voit ses divers segments osciller les uns sur les autres, animés d'un mouvement presque pathognomonique. Le malade rapproche les doigts du pouce comme pour filer de la laine; simultanément le poignet se fléchit par secousses rapides sur l'avant-bras, celui-ci sur le bras... et plus loin on voit parfois les oscillations rhythmiques et involontaires des diverses parties de la main, rappeler l'image de certains mouvements coordonnés. Ainsi chez quelques malades le pouce se meut sur les autres doigts, comme cela a lieu dans l'acte de rouler un crayon, une boulette de papier; chez d'autres les mouvements des doigts sont plus complexes encore, et rappellent l'acte d'émietter du pain. Ce sont là, conclut-il, des particularités qui appartiennent en propre au tremblement de la paralysie agitante, je ne crois pas qu'on les rencontre dans aucune espèce de tremblement. »

En outre, le tremblement de la paralysie agitante existe aussi bien à l'état de repos des membres, que lorsque ceux-

(1) Sur la paralysie agitante et la sclérose en plaques généralisées. Th. de Paris, 1868, Ordeinstein.

ci sont mis en mouvement par la volonté. Dans la sclérose en plaque, maladie avec laquelle fut longtemps confondue la paralysie agitante, le tremblement ne se manifeste, qu'à l'occasion des mouvements intentionnels d'une certaine étendue ; il cesse d'exister lorsque les muscles sont abandonnés à un repos complet.

Quant aux déformations de la main, voici quel en est le mécanisme et quelles elles sont.

Nous appuierons, dit toujours M. le prof. Charcot (1), sur un trait qui croyons-nous a échappé à Parkinson, ainsi qu'à la plupart des auteurs qui l'ont suivi : nous voulons parler de la *rigidité* que subissent, à une certaine époque de la maladie, les muscles des membres, du tronc, et le plus souvent ceux aussi du cou. Quand ce symptôme s'annonce, les malades accusent des crampes suivies de roideur, d'abord passagères, puis plus ou moins durables et s'exagérant par exacerbation. En général les muscles fléchisseurs sont affectés les premiers et toujours au plus haut degré. La roideur musculaire devenue permanente, impose à ces malades dans beaucoup de cas une attitude particulière... Celle des muscles supérieurs mérite d'être relevée. Habituellement les coudes sont tenus faiblement écartés du thorax, les avant-bras étant légèrement fléchis sur les bras; les mains fléchies sur les avant-bras, reposent sur la ceinture. A la longue les mains, en raison de la rigidité permanente de certains muscles, offrent des déformations qu'il est bon de connaître, parce que dans maintes circonstances elles ont ont rendu le diagnostic difficile.

La plupart du temps le pouce et l'index sont allongés et rapprochés l'un de l'autre, comme pour tenir une plume à écrire (Voy. pl. II, fig. 12); les doigts médiocrement inclinés vers la paume de la main, sont déviés en masse vers le bord cubital. Ils montrent en outre dans leurs

(1) Leçons sur les maladies du système nerveux faites à la Salpêtrière par M. le Dr J. Charcot, recueillies et publiées par Bourneville. Paris, 1873.

diverses articulations, une suite de flexions et d'extensions alternatives, de manière à rappeler jusqu'à s'y méprendre, certains types de déformations observées dans le rhumatisme chronique progressif (Voy. pl. II, fig 10 et 11), mains de paralysie agitante, reproduisant les déformations du rhumatisme articulaire chronique progressif.

La distinction cependant est d'ordinaire facile, pour peu que l'on soit prévenu. Il n'y a pas en effet dans la paralysie agitante, la tuméfaction et la rigidité articulaire, non plus que les bourrelets osseux et les craquements que l'on observe dans le rhumatisme noueux.

Nous avons cru ne pouvoir mieux faire que de citer textuellemeut la récente leçon de M. le prof. Charcot; il nous répugnait au reste de mutiler cettte parole magistrale.

CHAPITRE III.

§ 1. — RHUMATISME ARTICULAIRE CHRONIQUE PROGRESSIF.

Le rhumatisme articulaire chronique, arthritis rhumatismosuperveniens (Musgrave), goutte asthénique primitive (Landré-Beauvais), goutte rhumatismale (Sauvages), nodosité des jointures (Haygarth), rhumatisme noueux (Trousseau), a été, comme on le voit par cette énumération, l'objet de nombreux travaux. Il n'entre pas dans ma pensée d'en faire l'historique, non plus que d'exposer les différentes opinions qui ont été émises sur sa nature, et que nous révèlent au premier abord, les mots de goutte rhumatismale et de rhumatisme goutteux.

Je n'ai à considérer, dans le rhumatisme articulaire chronique, que les déformations de la main, les auteurs qui s'en sont le plus occupés sont MM. Charcot, Trastour et Vidal. C'est le premier que j'ai mis principalement à contribution, comme on le verra dans cet article, et adoptant sa division du rhumatisme chronique progressif, en trois formes, je m'occuperai des deux sortes qui touchent à mon sujet, savoir : 1° le rhumatisme articulaire chronique progressif; 2° le rhumatisme d'Heberden. Le rhumatisme articulaire chronique partiel ne frappant généralement que les grandes articulations, épargnant celles qui nous intéressent, il ne saurait en être question ici.

Rhumatisme articulaire chronique progressif.

Ne s'observe guère que chez la femme. 1 sur 20 à la Salpêtrière, en revanche très-rare à Bicètre ; début par quelques accidents subaigus sans troubles généraux ; lentement, progressivement, avec une apparente et perfide bénignité ; une petite douleur se fait sentir, dans une ou plusieurs articulations, du gonflement survient, un peu de rougeur et de chaleur, puis tout disparaît, mais point d'œdème ni de desquamation comme dans la goutte. Puis les mêmes symptômes réapparaissent, passent à d'autres articulations ; désormais la maladie a pris droit de domicile. C'est le plus souvent les petites jointures qui sont les premières envahies, et tandis que dans la goutte, c'est presque toujours (de l'avis de Scudamore et de tous les auteurs), le gros orteil qui s'affecte le premier, c'est par les doigts de la main que débute généralement le rhumatisme. Toujours, dit Haygarth, il visite un grand nombre d'articulations, mais n'oublie jamais les mains et les doigts.

L'envahissement se fait suivant deux lois :

1° Il va de la phériphérie au centre ;

2° Il est symétrique; les deux médius se prennentà la fois, etc. Rarement on voit d'infraction à cette loi.

Il y a des exacerbations, mais jamais avec l'intensité du rhumatisme articulaire aigu. Alors apparaît un symptôme fort important au point de vue de la genèse des déformations de la main, je veux parler de la rétraction spasmodique des muscles. La maladie progresse, un empâtement œdémateux se montre, il se fait des hydarthroses, des épaississements de la synoviale ou du tissu sous séreux ; la douleur s'établit en permanence. C'est le moment où l'on voit apparaître des ostéoïdes, des stalactites osseux, qui déforment les articulations ; les extrémités des phalanges couvertes de végétations osseuses pouvent donner aux doigts l'aspect de silique.

La tête du cubitus, des métacarpiens, proémine tellement dans un grand nombre de cas, que le dos de la main offre une concavité très-remarquable et presque caractéristique (fig. 1, pl. I). Sur les parties latérales des extrémités des phalanges, on voit et on sent des saillies arrondies, des crêtes accidentées. On pourrait penser que ce sont des concrétions tophacées, mais il n'en est rien; ce ne sont point des tumeurs séparées, elles adhèrent aux os, elles ne sont qu'un élargissement des os dont elles *reproduisent la forme.* « There nodes are not separate tumours, but feel as if there were on *elargement* of the bones themselves (Haygarth). « On constate alors des craquements dus à l'éburnation des surfaces osseuses, des subluxations; le tissu cellulaire qui double les synoviales s'épaissit considérablement, et des ankyloses celluleuses sont constituées, telles que si l'on coupe les ligaments l'articulation conserve sa position.

Alors sont créées ces déformations des doigts, incurables infirmités. Tous les auteurs les avaient remarquées : « Huc illuc digiti torquentur, » dit Musgrave, les doigts sont comme tors et la main se retire (Sauvages); ces difformités donnent aux mains et aux doigts l'apparence la plus bizarre. M. Charcot les a rapportées à deux types principaux dont nous lui empruntons la description :

Premier type. — Celui qu'on rencontre le plus souvent, il est caractérisé :

1° Par la flexion à angle obtus, droit, ou même aigu de la phalangette sur la phalangine;

2° Par l'extension de la phalangine sur la phalange;

3° Par la flexion de la phalange sur la tête des métacarpiens;

4° Par la flexion à angle moins obtus, des métacarpiens et du carpe sur les os de l'avant-bras;

5° Dans un grand nombre ne cas, il existe une inclinaison en masse de toutes les phalanges vers le bord cubital de la main, puis une déviation en sens inverse des phalangines sur les phalanges. La première de ces deux lésions, est souvent l'une des premières déformations, qui signalent le début de la maladie.

Variétés. — Ce type offre deux variétés, dans la première, la plupart des caractères que nous avons décrits sont conservés, seulement la phalangine et la phalange sont sur le même axe et forment une seule colonne.

Dans la seconde, on voit manquer la flexion de la phalangette sur la phalangine, et alors le dos des doigts de la main paraît excavé à partir de la tête saillante des métacarpiens.

Second type. — Il est caractérisé :

1° Par l'extension de la phalangette sur la phalangine ;

2° Par la flexion des phalangines sur les phalanges ;

3° Par l'extension des phalanges sur les têtes du métacarpien ;

4° Par une flexion plus ou moins prononcée du carpe sur les os de l'avant-bras ;

5° Dans certains cas il existe une déviation en masse des phalanges, qui se portent visiblement vers le bord cubital de la main.

Variétés. — Ce type peut offrir, comme le précédent, deux variétés :

Dans la première, il y a flexion de toutes les articulations de la main, les unes sur les autres, de manière à constituer une sorte d'enroulement.

Dans la seconde, on retrouve les mêmes caractères, mais il y a, en outre, extension des phalangines sur les phalanges.

Ajoutons que le pouce, dont l'articulation métacarpo-phalangienne surtout, est altérée, est, le plus souvent, maintenu dans la flexion. Enfin, la main est toujours dans une pronation plus ou moins exagérée, c'est là un caractère commun à l'un et l'autre type.

M. Charcot a observé une différence dans la marche et l'évolution de la maladie, selon qu'elle frappe les jeunes sujets ou les sujets plus âgés. Chez les premiers, les déviations sont très-prononcées, les subluxations font saillir les têtes osseuses, et l'ankylose celluleuse se produit bientôt ; chez les autres, les déviations sont moindres, mais les stalactites osseux sont plus considérables. A la longue l'inaction amène l'amaigrissement et l'atrophie des muscles et des os.

Disons ici que Vidal a décrit une forme atrophique où la peau est lisse, tendue comme un gant, amincie, collée sur les os; les plis qui se voient normalement autour des articulations, et même les plus petits plis ont disparu; la tension, l'inextensibilité et l'adhérence aux tissus sous-jacents sont parfois si marqués, que sur les doigt, on ne peut pincer les parties molles. L'ongle se continue sans ligne de démarcation avec la peau, l'épiderme ne forme pas de replis, il n'y a pas de filet supérieur, des stries longitudinales, profondes et la friabilité de l'ongle, témoignent qu'il a subi l'influence morbide.

On raconte que Daubenton, le savant naturaliste, vit ainsi les articulations de ses mains se déformer, s'immobiliser, le tissu de sa peau s'altérer. Condamné au repos par cette infirmité, il étudiait sur lui-même, les rapports qui peuvent exister entre les altérations de la peau de l'homme et celle de l'écorce de certains arbres.

C'est, dit Charcot, une sorte de sclérodermie; l'enveloppe cutanée est froide, pâle, lisse et polie, et ne se laisse plus rider.

Vidal a même admis un troisième type pour cette forme, type caractérisé par la rigidité du doigt, la phalange, la phalangine et la phalangette sont immobiles sur le même axe. Il est aussi une forme simulant l'éléphantiasis avec de de l'infiltration œdémateuse et un cortége de symptômes inflammatoires, mais cette forme s'observe surtout aux membres inférieurs.

M. Charcot ayant généreusement mis à notre disposition la collection de ses plâtres. Nous donnons, fig. 1, pl. II, le dessin d'une main répondant exactement à la description du premier type. (Voir cette description). On peut voir aussi que l'amaigrissement de la main, surtout à la face dorsale du métacarpe, joint à l'hypertrophie de la tête du cubitus et des extrémités inférieures des métacarpiens, fait paraître le dos de la main comme excavé.

La fig. 2 représente le second type, il n'y manque que l'extension de la phalangine. Un schéma placé à côté donne le type parfait. Mais la fig. 2 offre ceci de très-remarquable, que phalanges sont luxées en arrière des métacarpiens, dont les extrémités font saillie en avant, tandis que les deux dernières phalanges fléchies, semblent se replier sur elles pour les saisir.

Nous donnons encore, fig. 5 et fig. 6, pl. II, deux mains de rhumatisme articulaire chronique progressif, présentant toutes les deux, la classique déformation connue sous le nom de déviation cubitale.

Les jardiniers, les vieux manouvriers peuvent avoir quelquefois leur quatre derniers doïgts, ainsi déjetés sur le bord cubital de la main, nous pensons qu'il suffit d'être prévenu pour éviter une erreur de diagnostic.

Pour en finir avec les déformations, faisons remarquer que celles de la main droite dont les malades continuent de se servir, ne présentent pas un type aussi régulier que les déviations de la main gauche, qui se trouve le plus souvent condamnée à l'immobilité la plus absolue. Du reste, on ne peut aller à la Salpétrière sans rencontrer les déformations les plus excentriques, et qui défient toute description. On voit ces malades, pour utiliser les mouvements qu'il leur reste, inventer tous ces mêmes instruments à long manche, dont ils se servent pour se gratter, manger, priser, chasser les mouches, etc.

Quel est maintenant le mode de production de ces déviation? Trastour prétend que par le seul fait du gonflement des extrémités articulaires, par suite de la position adoptée, d'un léger épanchement synovial, les ligaments sont distendus et affaiblis, et que les phalanges pourraient alors prendre facilement entre elles, des positions qu'il leur serait impossible de prendre à l'état normal.

Il joint à cela l'action musculaire dont la direction serait changée, par cette raison que les productions osseuses soulèvent les muscles, et dévient leur direction.

Mais comment alors expliquer, comme le fait remarquer M. Charcot, la présence de ces mêmes déformations dans des cas où les jointures ne sont nullement affectées; ainsi, dans la paralysie agitante, on voit quelquefois les doigts prendre une forme en tout point semblable à celle qu'on observe dans le rhumatisme chronique progressif. Aussi les attribue-t-il à des contractions musculaires spasmodiques, et pour ainsi dire, convulsives, qui se produiraient par une sorte d'action réflexe, dont le point de départ serait dans la jointure affectée.

Pour démontrer ces contractions musculaires, il invoque :

1° La forme même des déviations, ce sont des attitudes manifestement forcées;

2° La résistance que les malades opposent à ces rétractions, qui, tout en demeurant impuissante à les prévenir, suffit pour prouver qu'elles sont involontaires;

3° L'apparence générale de ces déviations, qui est bien en rapport avec l'idée d'un spasme musculaire, « ce sont, en effet des *déviations d'ensemble*, alors même que les jointures mises en jeu ne sont pas toutes affectées. »

Vidal se range de l'avis de Charcot. Pour lui la principale cause est dans la contraction musculaire. Puis viennent des rétractions consécutives, musculaires et surtout fibreuses, qui exagèrent ces déformations et peuvent les porter au point de déterminer les subluxations des extrémités osseuses, leur saillies sous les téguments amincis et même quelquefois traversés.

Quant aux autres causes : laxité des articulations, poids du membre, etc., elles sont accessoires.

Nous avons dit qu'on retrouvait ces déformations ailleurs que dans le rhumatisme, et l'on peut voir (pl. II, fig. 10) une main de paralysie agitante qui répond exactement à la description d'une variété du premier type. Mais l'altération des jointures, les craquements, l'hydarthrose, les ankyloses celluleuses, et la rigidité consécutive des jointures, la symétrie des lésions distingueront toujours les effets du rhumatisme chronique de ceux que produisent les autres maladies.

Pour la goutte, elle donne lieu aux mêmes contractions spasmodiques musculaires et aux mêmes déviations ; on n'a qu'à jeter les yeux sur la fig. 7, de la pl. II, où à côté de deux mains du rhumatisme articulaire chronique progressif, P. Richer a dessiné une main de goutte, dont nous donnerons le diagnostic différentiel à propos de cette affection. Bornons-nous à dire ici que la présence des tophus, qui chez les goutteux, accompagnent ces sortes de déformations est un signe vraiment spécifique ; et s'il arrive que des nodosités percent l'enveloppe cutanée chez un rhumatisant, ce n'est pas un tophus qui est à jour, c'est de l'os.

§ 2. — Rhumatisme ou nodosités d'Heberden.

Nous donnons, (pl. II, fig. 3 et fig. 4,) deux dessins représentant deux mains et les déformations que leur ont fait subir, l'affection décrite par M. Charcot, sous le nom de nodosités d'Heberden.

Fig. 3. Les dernières articulations des quatre derniers doigts présentent, à leur face dorsale, deux petites saillies séparées par une sorte de sillon, d'autres saillies beaucoup moins accusées sur les articulations phalango-phalanginiennes, excepté à l'index.

Fig 4. De petites saillies pisiformes sont placées au côté externe des doigts, sur leur face dorsale, au niveau des dernières articulations de l'index, du médius et de l'annulaire, la dernière phalange de ces trois derniers doigts est rejetée en dehors. Telles sont les déformations produites par cette affection, les phalanges sont rigides, plus ou moins déviées, on n'y sent point de craquement, ces petits nodules sont presque toujours indolents.

Ils siégent au niveau des articulations des phalangettes, et si les autres jointures de la main sont affectées, c'est à un bien moindre degré, contrairement à ce qui a lieu dans le rhumatisme articulaire chronique progressif, ou rhumatisme noueux, où les articulations métacarpo-phalangiennes sont prises les premières.

Si on palpe ces nodosités, on s'aperçoit qu'elles font corps avec l'os, et, en effet, ce ne sont point des tophus, elles ne sont point mobiles, et l'autopsie a montré qu'elles n'étaient que l'exagération de tubercules osseux, existant normalement à l'extrémité inférieure de la deuxième phalange du côté dorsal.

Cependant comme les malades n'en souffrent que par accès, qu'il existe alors de la rougeur, de la chaleur et une tuméfaction temporaire des parties molles; personne, dans le monde, et même beaucoup de médecins, ne doutaient que ce ne fût là de la goutte. Tel était certainement l'état des esprits quand M. Charcot vint déclarer qu'il professait une opinion tout opposée, que cette arthropathie, qu'il appelle une arthropathie en miniature, présentait les altérations de l'arthrite sèche : cartilages velvétiques, leur disparition suivie d'éburnation osseuse. Il fit voir que les nodules n'étaient que des ostéophytes, qu'il n'existait pas trace de dépôt d'urate de soude, soit dans l'épaisseur des cartilages diarthrodiaux, soit aux voisinages de la jointure dans les parties molles. Cette affection coïncide souvent avec le rhumatisme partiel ou avec le rhumatisme noueux ; les trois formes de rhumatisme se rencontrent dans la même famille. Ces nodosités sont donc intéressantes pour le médecin auquel elles révèlent l'existence de la diathèse rhumatismale.

§ 3. — DE LA GOUTTE.

Les déformations de la main dans la goutte, sont généralement le résultat de la pression exercée sur les articulations par les tophus ; la contraction musculaire spasmodique signalée par Guilbert et sur laquelle Charcot a de nouveau attiré l'attention, produit aussi dans la goutte, mais plus rarement, une déformation sur laquelle nous reviendrons plus loin.

Avant même de parler des tophus, nous voudrions donner quelques symptômes pris sur l'ensemble de la maladie, qui aideront dans tous les cas, au diagnostic entre la goutte et le rhumatisme articulaire chronique.

L'hérédité joue, dans la goutte, un rôle beaucoup plus considérable que dans le rhumatisme où les causes occasionnelles (le froid), ont une influence capitale; la goutte frappe plutôt, et ceci est véritable en France, les riches que les pauvres : « Divites plures interemit quam pauperes, plures sapientes quam fatuos, » disait le très-goutteux Sydenham. Il paraîtrait qu'aujourd'hui, à la suite de l'usage du porter, les basses classes de la société anglaise ne seraient plus exemptes de la goutte.

Le rhumatisme noueux est beaucoup plus commun chez les femmes que la goutte. On sait que le rhumatisme noueux est infiniment rare chez l'homme. En deux ans, Vidal en aurait rencontré deux cas à l'infirmerie de Bicêtre.

Enfin, pour arriver à la maladie elle-même. Rien dans le rhumatisme noueux de comparable à la brusquerie et à la violence de l'attaque de goutte, au mouvement fébrile qui l'accompagne, au bien-être dont il est suivi. Le rhumatisme noueux procède avec une apparente bénignité, mais ne laisse jamais tout à fait quitte celui dont il a fait sa proie. La goutte n'obéit point à la loi de symétrie qui fait que le rhumatisme noueux envahit les jointures de même nom; de plus, elle débute généralement par le gros orteil pour prendre ensuite le cou-de-pied et passer de là aux mains. C'est la route inverse que suit le rhumatisme en progressant.

Après l'attaque de goutte on voit survenir de l'œdème de la jointure malade et de la desquamation, rien de pareil, nous l'avons dit, dans le rhumatisme noueux. Mais nous voici arrivé aux déformations. C'est ici que nous placerons la description des deux mains de goutteux, dont on voit les dessins pl. II, fig. 8 et fig. 9.

La fig. 8, main gauche, vue par sa face dorsale, est, comme on le voit, couverte de tumeurs, de ce rouge particulier à la goutte. On aperçoit à travers la peau amincie les concrétions tophacées qui constituent ces tumeurs; ces tophus sont les uns plus petits qu'une lentille; les autres ont le diamètre d'une pièce de cinquante centimes. Au pouce, une de ces tumeurs avec tophus apparents couvre la première phalange. L'index en est bosselé, surtout au niveau de son articulation phalango-phalanginienne. Deux ou trois autres de la grosseur d'une noisette se voient sur le métacarpe; un autre sur la dernière articulation de l'annulaire rejette en dehors sa dernière phalange; de même au petit doigt où sur le côté interne, un tophus est à nu.

La fig. 9 représente la main gauche vue par sa face palmaire (rare). Des tophus s'y voient. Ils forment sur l'éminence thénar une première tumeur; une autre est placée sur la face dorsale de l'articulation phalango-phalanginienne du pouce. Enfin, une énorme tumeur ovoïde piquetée de points jaune pâle, couvre l'index, de la base de la première phalange à la base de la troisième. Le médius et l'annulaire sont libres, mais les deux dernières phalanges du petit doigt, très-gonflées, rouge violacé, sont un peu déjetées en dehors.

Voilà deux mains typiques car elles offrent toutes les deux le symptôme pathognomonique de la goutte : la concrétion tophacée qu'il ne faut pas confondre avec la tumeur osseuse du rhûmatisme noueux, et dont voici, d'après Charcot, les caractères : « Les concrétions tophacées siégent, de préférence, aux mains, et occupent le côté de l'extension. Ce sont des tumeurs ovoïdes, bosselées, tantôt sessiles, tantôt pédiculées, qui peuvent atteindre le volume d'un œuf de pigeon.

Placées au voisinage des jointures *sans reposer exactement* sur elles, elles sont mobiles latéralement, et ne *reproduisent* pas exactement la forme et les contours des têtes osseuses qui leurs sont juxtaposées. Elles exercent sur les jointures une pression latérale qui ne les déforme pas toujours; n'offrent *aucune symétrie* dans leur distribution.

La peau qui les recouvre est luisante, quelquefois d'un blanc mat; par transparence on peut voir les dépôts sous-jacents. »

Qu'est-ce donc que cette concrétion tophacée? étudions-là au point de vu chimique, anatomique et clinique.

La chimie établit qu'ils sont formés en grande partie d'urate de soude. Ils renferment, en outre, de l'urate de chaux, rarement de l'urate d'ammoniaque : ils peuvent contenir de petites proportions de carbonate et de phosphate calcaire ou sodique, de phosphate de potasse et de chlorure de sodium.

A l'œil nu, le tophus ressemble à du plâtre de Paris; au microscope et mieux au polariscope on le trouve composé de cristaux aciculaires à pointes extrêmement fines. (Cristaux d'urate de soude.)

Une mince couche d'urate de soude se dépose d'abord au centre de la surface libre du cartilage diarthrodial, puis sur la synoviale : envahit les appendices des franches de cette membrane; la boue crayeuse qu'on trouve alors dans les articulations n'est pas autre chose. Les ligaments, les tendons en sont incrustés, et non seulement ce dépôt d'urate de soude se fait au pourtour des articulations et dans leur cavité, mais il s'en développe aussi dans le tissu cellulaire sous-cutané et même dans la peau.

Le liquide synovial s'épaissit et acquiert parfois la consistance du plâtre, des ankyloses complètes ou partielles peuvent se produire par suite de la rigidité des ligaments péri-articulaires; enfin, quelques unes des jointures, principalement celles du gros orteil, sont dans certains cas de goutte intense et invétérée, tellement enveloppées par ces dépôts, qu'elles semblent enveloppées dans une coque calcaire.

Ajoutons que l'on peut rencontrer toutes les lésions de l'arthrite sèche, et par conséquent de véritables ankyloses osseuses. Ces tophus formant nœuds et bosselures le long des doigts, constituent la caractéristique à la fois scientifique et vulgaire de la goutte, comme le prouve l'épithaphe plaisante qu'un certain Gordien, goutteux très-illustre, s'était composée :

Nomine reque duplex, ut nodus Gordius essem.

« C'est à la suite d'un accès, dans un intervalle de rémission, et quelquefois sans aucune douleur, qu'un liquide fluctuant vient soulever la peau. » Telle est, selon Charcot, la première période de l'évolution tophacée. A la seconde période, ces dépôts se solidifient et prennent la forme de masses dures, indolentes, plus ou moins arrondies, qui s'accroissent à chaque accès et même dans l'intervalle des attaques. Enfin, à la troisième période, la peau s'ulcère et livre passage à des quantités souvent considérables de matière crayeuse.

Cette élimination peut être faite de deux manières : tantôt, en effet, elle s'accompagne d'une réaction inflammatoire très-violente, du pus se forme et s'échappe, entraînant peu à peu cette matière tophacée qui est contenue dans les mailles du tissu cellulaire comme dans les aréoles d'une éponge. Tantôt, au contraire, la peau s'amincissant peu à peu au-dessus du tophus, l'épiderme tombe, le tophus affleure, il est à jour. Charcot raconte à ce propos, qu'on voit parfois en Angleterre des vieillards goutteux, marquer leurs points au jeu avec les tophus qui leur garnissent les mains, et qui laissent sur le tapis vert, une trace blanche comme de la craie.

En commençant cet article, nous disions que la contraction musculaire spasmodique, avait été signalée comme produisant dans la goutte des déformations. Ces déformations sont en tout point comparables (on s'explique facilement pourquoi), à celles du rhumatisme noueux, comme on peut s'en convaincre en jetant les yeux sur la figure 7 de la planche II, qui à dessein, a été rapprochée des deux autres mains atteintes de rhumatisme noueux. La ressemblance est frappante : déviation cubitale, flexion des phalanges telle, qu'il y a luxation de ces phalanges sur les métacarpiens. Le petit doigt offre même la déformation du premier type, rien n'y manque. Comme il n'existe aucune trace de dépôt d'urate de soude, l'erreur est facile à commettre, surtout quand les deux mains sont affectées symétriquement, ce qui existait dans ce cas. L'observation est rapportée tout entière dans Garrod (traduction par Ollivier).

Voici cependant ce que révéla l'autopsie :

Les cartilages diarthrodiaux des articulations métacarpo-phalangiennes étaient incrustés d'urate de soude. En outre, sur la face dorsale des têtes des métacarpiens existaient des dépôts tophacés, qui, placés immédiatement sous la peau et pressés contre les extrémités osseuses, s'étaient aplaties et ne formaient pas sur le dos de saillie appréciable ; de telle sorte qu'avant la dissection leur existence ne pouvait pas être reconnue.

On peut voir le squelette de cette main au Musée Dupuytren.

C'est alors qu'il faut rechercher l'ensemble des phénomènes généraux ou locaux, qui caractérisent la diathèse goutteuse ; voir si l'on ne découvre pas de tophus ailleurs que sur les mains, et enfin se livrer à l'examen micro-chymique du sang, au moyen du procédé du fil, qui est trop connu de tout le monde pour que nous le décrivions ici. Nous nous bornerons à dire, pour faire comprendre toute l'importance de cet examen, que, d'après Garrod, jamais l'acide urique n'existe en excès dans le sang des individus atteints de rhumatisme articulaire aigu, tandis que cet excès existe, au contraire constamment, dans les cas de goutte aiguë ou chronique. De son côté, M. Charcot ajoute qu'il a pu s'assurer que, dans le rhumatisme articulaire chronique sous toutes ses formes et à toutes les époques de la maladie : rhumatisme articulaire chronique progressif (noueux généralisé), rhumatisme articulaire chronique partiel (arthrite sèche déformante), nodosités des phalangettes accompagnées de rhumatisme musculaire ; on ne constatait jamais la présence d'acide urique, soit dans le sérum du sang, soit dans la sérosité obtenue par l'application d'un vésicatoire. L'acide urique est à la goutte ce que le sucre est au diabète, a dit Monneret.

MAIN DE L'OSTÉOMALACIE. MAIN HIPPOCRATIQUE.

Nous ne ferons que signaler la déformation ostéomalacique. Les deux dessins que nous donnons (pl. I, fig. 3 et fig. 4) représentent cette déformation. La première (fig. 3) est la main d'une malade célèbre dans les annales de l'ostéomalacie ; c'est la main de la nommée Moutarde, dont l'observation a été rapportée tout au long dans la thèse de Beylard (1). La main des deux côtés, dit-il, est raccourcie et déformée, les phalanges paraissent comme revenues sur elles-mêmes, la dernière est fortement aplatie et déviée de la direction des autres, le bout des doigts offre une disposition en raquette. Au pouce, la deuxième phalange est extrêmement courte et tellement relevée que l'ongle se dirige perpendiculairement à l'axe de la première.

L'ostéomalacie est une maladie caractérisée, par une diminution considérable dans la consistance des os, qui se déforment en proportion de ce ramollissement. Dans cette maladie, les membres supérieurs restent intacts tant que les malades peuvent marcher, mais se déforment lorsque ces malades, retenus au lit, s'appuient sur les membres supérieurs. Voilà qui nous donne la clef de la déformation de la

(1) Beylard. Thèse de Paris, 1832.

dernière phalange, déformation surtout bien marquée au pouce de la main de Moutarde. Beylard fait remarquer que les déformations étaient plus considérables à la main droite, ce qui vient confirmer notre explication.

La fig. 4 représente la main d'un ostéomalacique retenu au lit et couché dans une gouttière depuis longtemps. Les dernières phalanges sont recourbées en arrière, leur face dorsale est aplatie, élargie, sillonnée de rides transversales, et diminuée de longueur, l'ongle se redresse en suivant la direction de la phalange.

Il ne nous reste plus qu'à parler de la main hippocratique caractérisée, par la déformation de la dernière phalange de ses doigts. Cette déformation a de tout temps frappé les médecins. Hippocrate l'a décrite et son nom lui est resté : « Purulenti qui ex pleuritide aut peripneumonia hujusmodi sunt, febres habent interdiu leves, de nocte fortiores... Manuum vero extimi calent digiti, et exasperantur; *ungues adunci fiunt...* »

Depuis on a toujours signalé cette déformation comme un signe de phthisie tuberculeuse. Mais ce n'est que dans notre siècle et près de nous que des observations sérieuses furent faites sur ce symptôme.

Trousseau lui consacra un article en 1834 dans le Journal des connaissances médico-chirurgicales et conclut ainsi :

« a. La forme hippocratique des doigts est presque exclusivement propre aux tuberculeux.

b. Tous les tuberculeux n'ont pas la main hippocratique, mais tous ceux qui ont la main hippocratique sont tuberculeux à peu d'exceptions près.

c. Chez un individu tuberculeux la forme hippocratique des doigts est d'autant plus prononcée, que la maladie tuberculeuse dure depuis longtemps. »

(1) In Coacis.

Cependant Blandin (1) disait : « On sait aujourd'hui que les ongles recourbés ne se remarquent pas seulement dans la phthisie, mais aussi dans toutes les maladies chroniques où l'amaigrissement devient extrême. » Pour Pigeaux cette déformation serait surtout causée par un vice de l'hématose. Tel était l'état de la question, lorsque Max Vernois (2) publia un travail très-remarquable, dont voici les conclusions basées sur l'observation de 276 malades.

« 1° Sur un nombre indéterminé de malades, quelle que soit leur affection, on trouve les ongles recourbés une fois au moins sur trois ;

2° Parmi les maladies, la phthisie tuberculeuse, les scrofules et les affections chroniques influent très-positivement sur cette forme des ongles. Cette influence n'est cependant ni absolue, ni nécessaire, puisqu'on y voit un assez grand nombre d'exceptions ;

3° Les femmes présentent cette déformation plus souvent que les hommes, environ trois fois plus communément, elles sont aussi plus sujettes aux affections tuberculeuses ;

4° C'est entre 10 et 30 ans que ce phénomène se remarque le plus souvent; de 1 à 10 ans il est aussi fréquent que tout autre état des ongles ; de 30 à 70 ce fait devient rare. L'âge moyen entre 10 et 30 où on l'observe est de 17 et 12 ans ;

5° Aucune profession ne paraît avoir d'influence déterminée sur cette conformation des ongles ;

6° Enfin dans les 5/6 des cas, la forme recourbée des ongles coïncide avec une constitution éminemment lymphatique : peau blanche, lisse et anémique, cheveux blonds, yeux bleus ou bruns, cils très-longs, sclérotique bleuâtre, muscles faibles. »

Enfin l'état de la circulation, sous le rapport de la fréquence du pouls, a donné dans la majorité des cas, de 60 à 120 pulsations par minute ; c'est ce qui arrive ordinaire-

(1) Dict. de méd. et de chir. pratiq.
(2) Arch. de méd., 1839, t. VI, p. 310.

ment dans les affections chroniques, et ce qui cadre parfaitement avec la nature des autres résultats.

Nous donnons (pl. III, fig. 5) le dessin d'une main hippocratique, la dernière phalange est spatulée, l'ongle commence à se recourber (voir le pouce).

Anatomiquement, dit Pigeaux (1), cet état est caractérisé par l'infiltration d'une sérosité plus ou moins teinte de sang dans la pulpe du doigt, le tissu lamineux situé à la base et à la racine de l'ongle s'est hypertrophiée, le tissu graisseux prédomine surtout à la face palmaire. Ce serait à un mouvement de bascule imprimé à l'ongle par l'élévation de sa racine qu'il faudrait attribuer son incurvation.

Mais cette déformation hippocratique est surtout accusée dans la cyanose, il s'y ajoute la coloration qui a valu à cette affection le nom de maladie bleue; et cette coloration paraît surtout sous l'ongle.

Nous donnons encore (fig. 7 de la pl. III), une main de cyanose par persistance du trou de Botal, sur laquelle on peut voir à merveille : que la dernière phalange est courte, large, arrondie en massue au lieu d'être étroite, longue et mince ; que le cylindre formé par le doigt, au lieu de s'effiler de la base du doigt jusqu'à l'extrémité de l'ongle, va en diminuant jusqu'à l'extrémité inférieure de la seconde phalange, pour grossir subitement et former ce qu'on appelle la baguette de tambour; que le diamètre antéro-postérieur de la troisième phalange est notablement augmenté par le développement considérable de la pulpe du doigt; qu'enfin l'ongle se recourbe en griffe et embrasse l'extrémité de ce doigt.

Mon ami Paul Richer ayant eu l'heureuse idée de dessiner (fig. 10, pl. III) les trois premiers doigts de cette main vue de profil, et l'exécution ayant été aussi heureuse que l'idée, l'étude de la fig. 10 donnera une idée très-exacte de cette déformation.

(1) Arch. de méd., 1832, t. XXIX.

PLANCHE I.

EXPLICATION DES FIGURES.

1. *Main de singe,* d'après un plâtre de la collection de M. Charcot (Musée Dupuytren).
2. *Griffe atrophique.* — Main de la nommée Beau (Victorine), femme Berthelot. — Saint-Antoine, service de M. Dumontpallier. Actuellement à la Salpêtrière, salle Saint-Jacques, n° 2, service de M. Charcot. Diag. : atrophie musculaire, liée à la sclérose symétrique des cordons latéraux.
3. *Main ostéomalacique,* d'après un plâtre de la collection de M. Charcot (Musée Dupuytren). — Main de la nommée Moutarde.
4. *Main ostéomalacique.* — Hôpital Cochin, service de M. Bucquoy, salle Saint-Jean, n° 16.
5. *Griffe cubitale,* d'après une photographie publiée par la *Revue photographique,* 1872 (Mémoire de M. Duret).
6. *Main dite du prédicateur emphatique.* — La Salpêtrière, service de M. Charcot, salle Saint-Paul, n° 6. Ismérie Angot.
7. *Main dite du prédicateur emphatique,* d'après un plâtre de la collection de M. Charcot (Musée Dupuytren).
8. *Griffe lépreuse,* d'après un plâtre appartenant à M. Duchenne (de Boulogne).
9. *Contracture hystérique permanente.* — La Salpêtrière, service de M. Charcot, salle Saint-Jacques. Etchevery.
10. *Poing fermé des hémiplégiques,* d'après deux plâtres de la collection de M. Charcot (Musée Dupuytren).

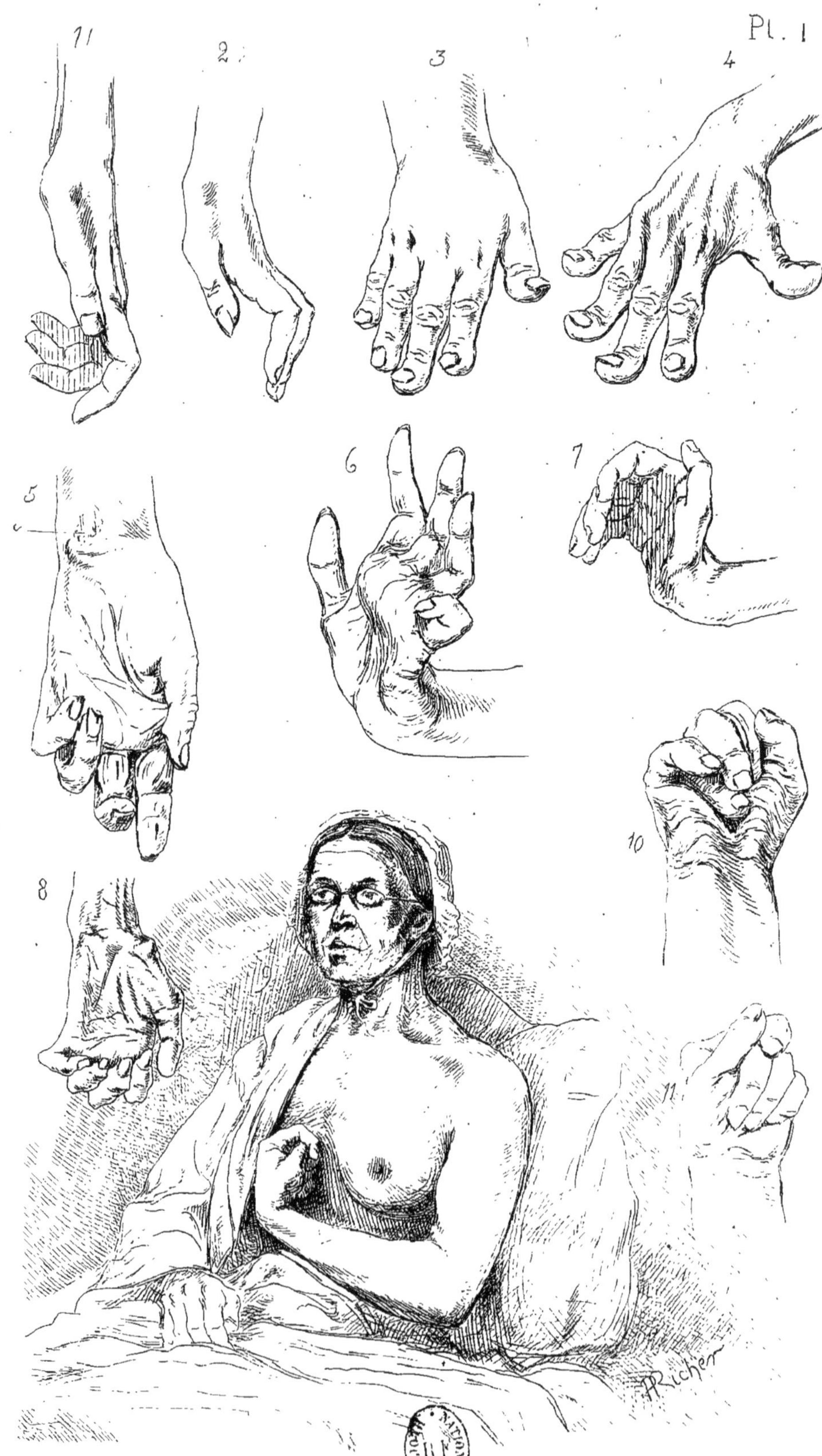
Pl. I
1
2
3
4
5
6
7
8
10
11
P. Richer

Pl. II

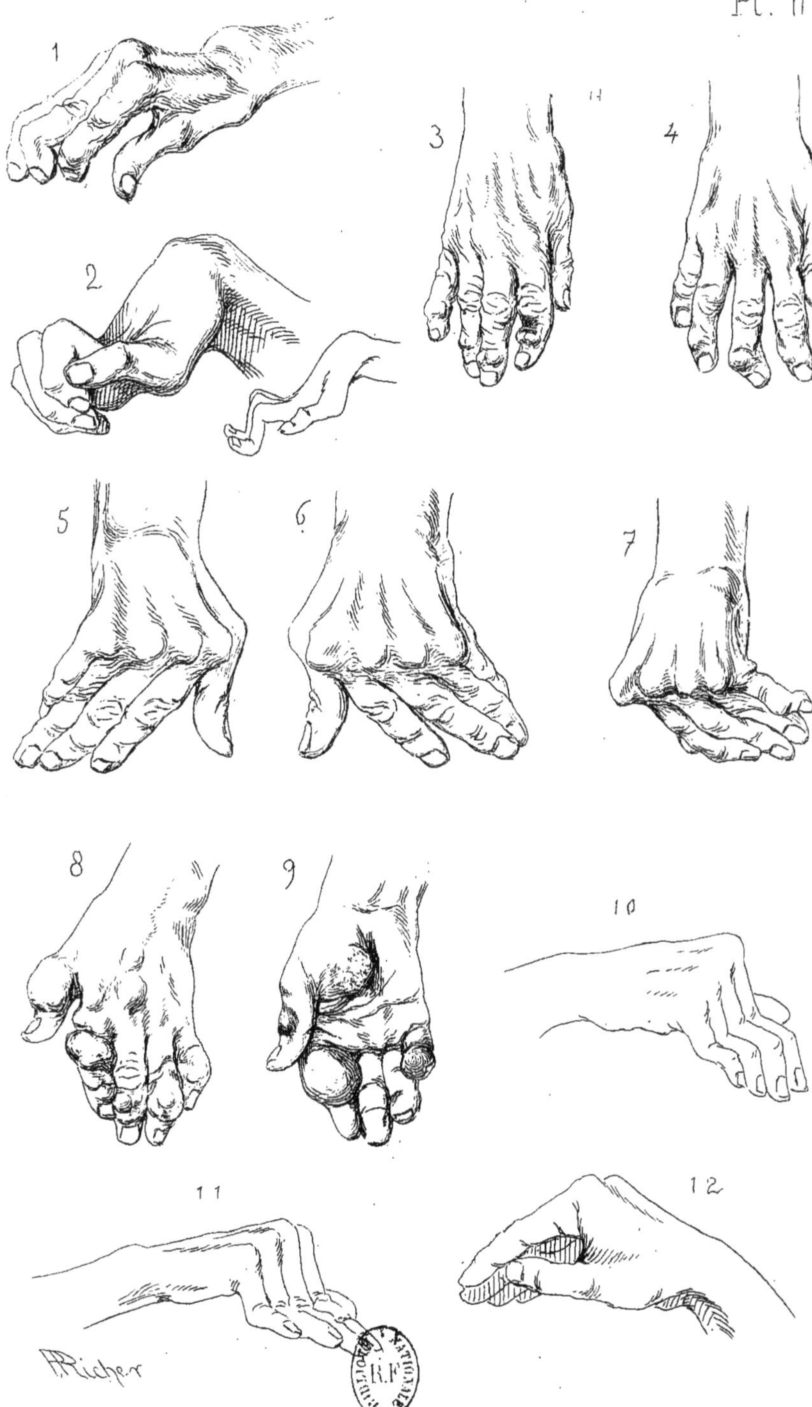

PLANCHE

EXPLICATION DES FIGURES.

1. *Rhumatisme articulaire chronique progressif.* — Premier type de M. Charcot, d'après un plâtre de la collection de M. Charcot (Musée Dupuytren).

2. *Rhumatisme articulaire chronique progressif.* — Deuxième type de M. Charcot, d'après un plâtre de la collection de M. Charcot (Musée Dupuytren). — (Pour représenter complètement le deuxième type, il manque à cette main l'extension des phalangettes. Nous avons essayé d'y suppléer par la petite figure schématique qui l'accompagne.)

3-4. *Nodosités d'Heberden,* d'après deux plâtres de la collection de M. Charcot (Musée Dupuytren).

5-6. *Rhumatisme articulaire chronique progressif.* — Déviation cubitale. Main de la nommée Desmoulins, Ve Patasson, salle Sainte-Félicité (Salpêtrière).

7. *Goutte.* — Déviation cubitale, d'après un plâtre de la collection de M. Charcot (Musée Dupuytren).

8-9. *Goutte.* — Tophus, d'après deux plâtres de la collection de M. Charcot (Musée Dupuytren.)

10-12. *Paralysie agitante,* d'après les dessins parus dans les *Leçons sur les maladies du système nerveux,* par M. Charcot.

11. *Paralysie agitante,* d'après un plâtre de la collection de M. Charcot (Musée Dupuytren).

PLANCHE III.

EXPLICATION DES FIGURES.

1-2. *Sclérodermie*, d'après un dessin de M. Clairault, appartenant à M. Budin.

3-4. *Sclérodermie*, d'après un plâtre de la collection de M. Charcot (Musée Dupuytren).

5. *Doigts hippocratiques.* — Main d'un malade du service de M. Gallard (Pitié), salle Saint-Athanase, n° 21. Peurésie purulente avec signes de tuberculisation.

6. *Atrophie cérébrale.* — Main bote cubito-palmaire. La Salpêtrière, service de M. Charcot, salle Saint-Charles, n° 24. Adèle Leconte.

7-10. *Cyanose. — Persistance du trou de Botal.* — Hôpital des Enfants-Malades, service de M. Roger, salle Sainte-Geneviève, n° 4.

8. *Chute du poignet chez les saturnins.* — Hôpital Saint-Antoine, service de M. Ball, salle Saint-Eloi, n° 38.

9. *Atrophie cérébrale.* — Main bote cubito-palmaire, d'après un dessin de M. Delasavinière, appartenant à M. Liouville.

11-12. *Rétraction de l'aponévrose palmaire.* — Mains du nommé Robinet, rue de Bercy, 112.

12-13. *Rétraction de l'aponévrose palmaire.* — Début. Mains d'un malade entré au n° 27, salle Saint-Athanase, service de M. Gallard (Pitié), pour saturnisme et alcoolisme. (Point de chute des poignets.)

Pl. III

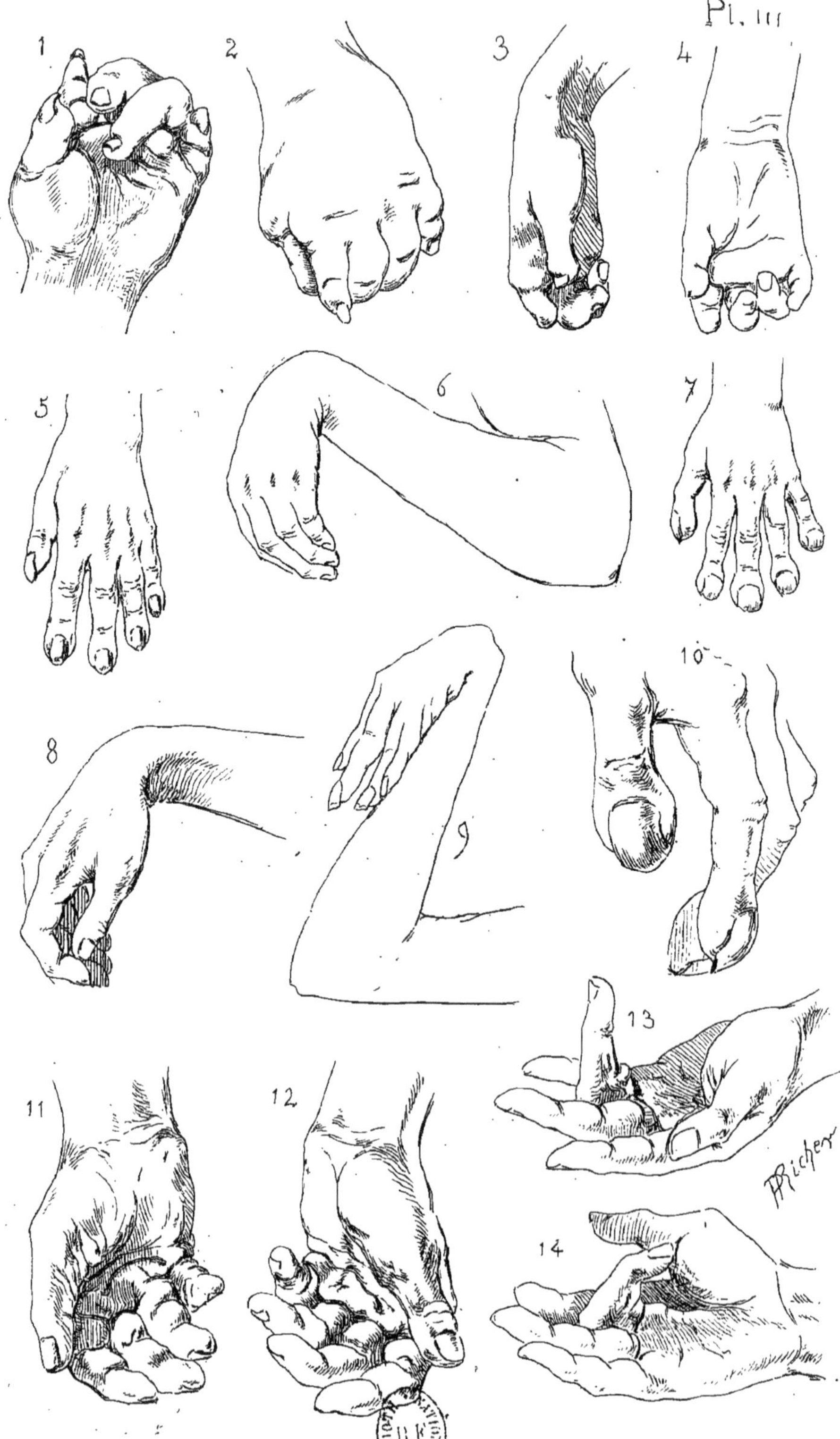

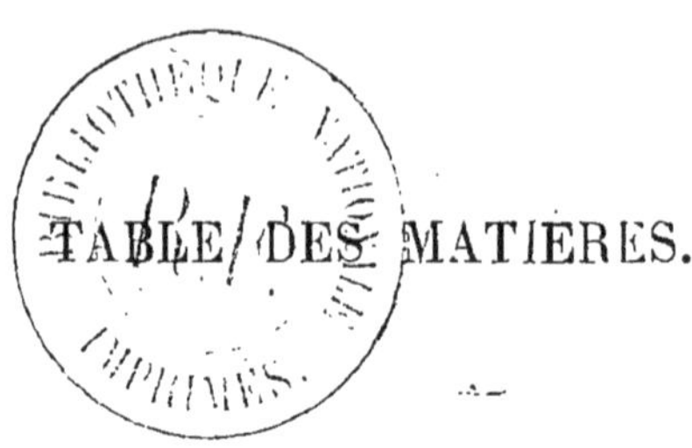

TABLE DES MATIÈRES.

Paris. A. PARENT, imprimeur de la Faculté de Médecine, rue Mr-le-Prince, 31.

G. MASSON, LIBRAIRE DE L'ACADÉMIE DE MEDECINE
PLACE DE L'ÉCOLE-DE-MÉDECINE, A PARIS.

REVUE
DES
SCIENCES MÉDICALES
EN FRANCE ET A L'ÉTRANGER

Recueil trimestriel, analytique, critique et bibliographique

PUBLIÉE SOUS LA DIRECTION

DE M. G. HAYEM

Agrégé à la Faculté de médecine de Paris, médecin des hôpitaux

La médecine tend chaque jour davantage à se constituer à l'état de science proprement dite. En s'appuyant sur les diverses branches de la biologie qui sont, à notre époque, en voie d'évolution continue, elle prend peu à peu une forme nouvelle et subit une sorte de rénovation.

Depuis quelques années surtout, les procédés scientifiques, de plus en plus nombreux, viennent s'installer avec tant d'obstination au lit du malade, que les générations récentes reçoivent forcément une éducation médicale plus méthodiquement scientifique qu'autrefois.

Aussi les médecins comprennent-ils chaque jour plus clairement l'importance de l'étude des sciences.

L'Allemagne et l'Angleterre possèdent depuis longtemps des recueils qui résument chaque mois, chaque trimestre ou chaque année, les connaissances acquises dans les diverses branches des sciences médicales.

La France seule n'a pas d'organe spécial exclusivement consacré à rechercher et à enregistrer cette quantité immense de matériaux, dont la plupart restent ainsi perdus pour bien des travailleurs.

La *Revue des Sciences médicales* est fondée pour combler cette lacune.

M. G. Hayem, professeur agrégé de la Faculté de Médecine de Paris, et médecin des hôpitaux, en dirige la publication, pour laquelle il s'est assuré le concours d'un grand nombre de collaborateurs distingués.

Cette revue tient compte de tout ce qui est publié en France et à l'étranger, dans le domaine des sciences médicales: anatomie, physiologie, chimie médicale, thérapeutique, hygiène, pathologie interne et clinique médicale, obstétrique et maladies des femmes, maladies des enfants, maladies de la peau et syphilis, alcoolisme et médecine mentale, médecine légale et toxicologie, pathologie externe et clinique chirurgicale; médecine opératoire, ophthalmologie et ontologie, pathologie générale.

Les travaux les plus importants y sont l'objet d'analyses critiques, dont l'ensemble présentera un tableau exact et complet des progrès accomplis.

Les autres, moins originaux ou pouvant être résumés brièvement, sont également signalés, soit à titre de *travaux à consulter*, soit comme renseignements bibliographiques.

Tous prennent place dans une table systématique et analytique qui est publiée chaque année, de façon que chacun, au moment d'aborder l'étude d'un sujet nouveau, trouve dans notre Revue l'ensemble des renseignements qui lui sont nécessaires.

LA REVUE DES SCIENCES MÉDICALES paraît TOUS LES TROIS MOIS depuis le 15 janvier 1873. Chaque cahier forme un demi-volume de 400 500 pages grand in-8 compacte, format et justification du DICTIONNAIRE ENCYCLOPÉDIQUE DES SCIENCES MÉDICALES.

Prix de l'abonnement annuel : Paris, **30** fr.
— Départements, **33** fr.

Paris. A. Parent, imprimeur de la Faculté de Médecine. rue Mr-le-Prince, 31.